Dr.Setu Katyal
Dr.Poonam Bogra

Controlo da dor em Endodontia

Dr.Setu Katyal
Dr.Poonam Bogra

Controlo da dor em Endodontia

ScienciaScripts

Cover image: www.ingimage.com

This book is a translation from the original published under ISBN 978-620-7-64724-8.

Publisher:
Sciencia Scripts
is a trademark of
Dodo Books Indian Ocean Ltd. and OmniScriptum S.R.L publishing group

120 High Road, East Finchley, London, N2 9ED, United Kingdom
Str. Armeneasca 28/1, office 1, Chisinau MD-2012, Republic of Moldova, Europe
Printed at: see last page
ISBN: 978-620-7-66392-7

ÍNDICE

INTRODUÇÃO 2

ANALGÉSICOS UTILIZADOS EM ENDODONTIA 4

ANTIBIÓTICOS UTILIZADOS EM ENDODONTIA 24

GESTÃO DA DOR PRÉ-OPERATÓRIA 36

GESTÃO DA DOR INTRA-OPERATÓRIA 45

GESTÃO DA DOR PÓS-OPERATÓRIA 67

REFERÊNCIAS 78

INTRODUÇÃO

"A doença pode destruir o corpo, mas a dor pode destruir a alma"

Lisson 1987

"Da dor só se podia desejar uma coisa: que acabasse. Nada no mundo era tão mau como a dor física. Perante a dor não há heróis".

George Orwell,

1984

A DOR é uma doença que atravessa quase todas as disciplinas médicas. Deriva da palavra latina "Peone", que significa castigo de Deus. A Associação Internacional para o Estudo da Dor (IASP) define a dor como "uma experiência sensorial e emocional desagradável associada a danos reais ou potenciais nos tecidos, ou descrita em termos de tais danos".[1] Trata-se de um acontecimento complexo, multidimensional e biopsicossocial, que tem acontecimentos individuais objectivos e subjectivos, o que faz com que a perceção da dor seja muito diferente de indivíduo para indivíduo[2] .

A dor dentária é uma das principais razões que levam um paciente a visitar um endodontista. A gestão da dor dentária com ansiedade durante e após o tratamento continua a ser um grande desafio... . Muitos pacientes ficam ansiosos durante o tratamento do canal radicular devido à dor que esperam suportar. Esta ansiedade, juntamente com os efeitos da inflamação, diminui o seu limiar de dor[3] . Todos os clínicos devem ter lidado com este problema, e as competências do clínico são muitas vezes avaliadas principalmente pelo sucesso ou fracasso do controlo da dor. Assim, conseguir um controlo eficaz da dor é um dos maiores desafios da endodontia.

No entanto, a era da medicina dentária moderna decidiu afastar esta imagem e deu passos rápidos na mudança da perceção da medicina dentária. As estratégias de gestão da dor melhoraram significativamente ao longo do tempo. A gestão da dor endodôntica em todas as fases do diagnóstico e tratamento - pré-operatório, perioperatório e pós-operatório - pode ser conseguida com uma variedade de abordagens de gestão da dor fiáveis e baseadas em evidências.

Um conhecimento aprofundado do mecanismo da dor, das possíveis causas e das diferentes características da dor orofacial, bem como um exame clínico e testes exaustivos, conduzirão a um diagnóstico correto e à elaboração de um plano de tratamento eficaz, que acabará por ajudar a aliviar a dor odontogénica.[4]

A dor associada ao tratamento endodôntico sempre foi superestimada. Embora o tratamento endodôntico seja geralmente considerado doloroso, um inquérito de 2008 da AAE sobre a consciencialização dos consumidores revelou que os pacientes que foram submetidos a tratamento de canal têm 6 vezes mais probabilidades de o descrever como "indolor" do que os pacientes que não foram submetidos a tratamento de canal.[5]

O controlo da dor antes, durante e após o tratamento é essencial para uma gestão eficaz do doente. Um controlo adequado da dor durante o tratamento também reduz a dor pós-operatória. O controlo eficaz da dor começa com uma compreensão completa das condições que estão a ser tratadas e um diagnóstico preciso. Em alguns casos, a pré-medicação com medicamentos anti-inflamatórios não esteróides pode ajudar a reduzir a dor intra-operatória. A gestão da dor durante o tratamento envolve soluções anestésicas locais padrão e técnicas de injeção, mais volumes aumentados e injecções suplementares[5] . Uma vez obtida a anestesia, o tratamento pode ser iniciado e o sistema de canais radiculares pode ser medicado para aliviar a dor. A isto devem seguir-se estratégias flexíveis de gestão da dor pós-operatória para cada doente e condição específica.

Os doentes com ansiedade dentária podem ter uma tolerância à dor diminuída, que deve ser abordada com tratamento comportamental. A sedação consciente, a hipnose, a acupunctura e a audio-analgesia demonstraram ser eficazes no tratamento da dor. Os lasers foram recentemente investigados para o tratamento da dor. A realidade virtual também demonstrou ser eficaz como ferramenta de distração. A dor também pode ser gerida com uma variedade de tratamentos caseiros testados e comprovados. Por conseguinte, é fundamental reconhecer que o tratamento da dor é um processo multifacetado[6]

ANALGÉSICOS UTILIZADOS EM ENDODONTIA

❖ **Analgésicos / Anti-inflamatórios**

I. ANALGÉSICOS NÃO NARCÓTICOS:

   i. AINES
   ii. Acitaminofeno

II. ANALGÉSICOS OPIÓIDES

III. ESTERÓIDE (SAIDS)

I. **AINES:** A principal classe de fármacos analgésicos para o tratamento da dor endodôntica é a dos anti-inflamatórios não esteróides. O pré-tratamento com AINEs antes de iniciar um tratamento endodôntico demonstrou um benefício significativo. A justificação para o pré-tratamento é bloquear o desenvolvimento de hiperalgesia, reduzindo a entrada de nociceptores periféricos[7] . Os AINEs produzem acções analgésicas e anti-inflamatórias através da inibição das enzimas ciclo-oxigenase (COX-1 e COX-2), reduzindo assim a síntese de metabolitos do ácido araquidónico, como as prostaglandinas e os tromboxanos.

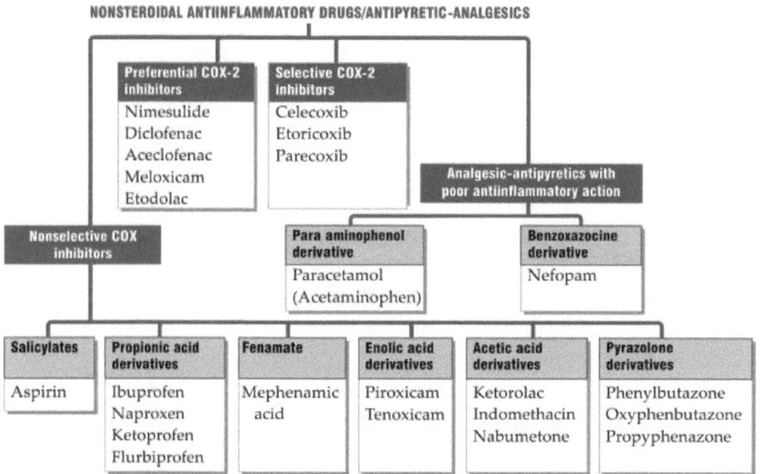

a) **ASPIRINA**[7] - A aspirina é um dos mais antigos medicamentos analgésicos e anti-inflamatórios. É um ácido acetilsalicílico que se converte rapidamente em ácido salicílico. Liga-se irreversivelmente à enzima ciclo-oxigenase, chave para a via do ácido araquidónico induzido por lesões que é libertado das membranas de todas as células, levando à produção de inflamação e de prostaglandinas causadoras de dor.

Contra-indicações:

- Doentes com úlcera péptica
- Doenças crónicas do fígado, como a necrose hepática
- Diabetes

Dosagem: 300-650 mg por via oral a cada 4-6 horas

Efeitos secundários-

- Dispepsia
- Desconforto epigástrico e aumento da hemorragia
- Azia
- Náuseas

b) **IBUPROFEN**[7] - é um derivado do ácido 2-propiónico que é selecionado como um AINE padrão comummente utilizado para a dor dentária aguda. É bem tolerado pelos doentes em comparação com a aspirina. A utilização do ibuprofeno em procedimentos dentários é atribuída à inibição local da produção de prostanóides, bem como à atividade antiedémica e a um aumento das beta-endorfinas plasmáticas

Contra-indicações

- Hipersensibilidade conhecida ou reação idiossincrática ao ibuprofeno
- Hemorragia gastrointestinal ativa ou ulceração péptica
- Durante o terceiro trimestre de gravidez

Dosagem-200-400 mg por via oral a cada 4-6 horas

Efeitos secundários

- Irritação do estômago e hemorragia
- Efeitos cardiovasculares
- Lesões hepáticas
- Efeito renal

Combinações:
Ibuprofeno + Acetaminofeno

c) **NAPROXEN**[7] - é um potente derivado do ácido propiónico que inibe a migração dos leucócitos. Tem uma ação mais prolongada e é mais bem tolerado em dose anti-inflamatória.

Contra-indicações:

- História de ataque cardíaco
- acidente vascular cerebral ou coágulo de sangue doença cardíaca
- Insuficiência cardíaca congestiva
- Tensão arterial elevada
- História de úlceras ou hemorragias gástricas
- doença hepática ou renal
- Asma
- Gravidez e mães lactantes

Dosagem: 250-550mg por via oral B.D

Efeitos secundários:

- Confusão
- Tonturas

- reacções alérgicas
- náuseas, vómitos,
- zumbido nos ouvidos

d) **PIROXICAM**[7] - é um derivado de oxicam potente e de ação prolongada que tem um bom efeito analgésico e antipirético. É um inibidor reversível da COX que reduz a concentração de prostaglandinas. Além disso, diminui a produção do fator reumatoide IgM e a quimiotaxia dos leucócitos; inibe a resposta inflamatória.

Contra-indicações:

- Úlcera péptica/hemorragia ativa ou com antecedentes de recorrência
- Insuficiência cardíaca grave, insuficiência hepática e insuficiência renal
- Último trimestre de gravidez

Dosagem: 20 mg por via oral três vezes ao dia ou 40 mg por via oral **BD**

Efeitos secundários:

- Irritação gástrica
- efeitos hemorrágicos, renais e CVS
- Lesões hepáticas,
- Dores de cabeça tonturas

e) **DICLOFENAC** - é um derivado do ácido benzenoacético utilizado para tratar a dor e o inchaço associados à artrite reumática. Existem duas formas de diclofenac - diclofenac de sódio e diclofenac de potássio, sendo o sal de sódio utilizado com mais frequência. A formulação de potássio de libertação imediata pode proporcionar um alívio mais rápido da dor.

Contraindicação-:

- Asma
- urticária, ou reacções do tipo alérgico depois de tomar aspirina ou outros AINEs.
- Terceiro trimestre de gravidez
- Insuficiência hepática grave
- Insuficiência renal grave

Dosagem:

- Diclofenac de sódio-75-150 mg por dia divididos em 2-3 doses por via oral
- Diclofenac potássico - 25-50 mg por via oral 4 vezes por dia

Efeitos secundários:

- náuseas, vómitos, dores de estômago
- diarreia, obstipação
- dor de cabeça, tonturas, sonolência
- análises laboratoriais anormais

f) **ACELOFENAC**[7] - é um derivado do ácido aril-acético, um congénere do diclofenac com propriedades semelhantes

Contra-indicações - semelhantes às do diclofenac

Dosagem - 100 mg por via oral duas vezes por dia
Efeitos secundários:

- Dor abdominal
- Prisão de ventre, diarreia, náuseas, vómitos, dores de estômago.

g) **DIFLUNISAL:** Embora o seu mecanismo de ação não tenha sido claramente estabelecido, a maioria das suas acções parece estar associada à inibição da síntese de prostaglandinas através da via do ácido araquidónico.
Contra-indicações:

- Hipersensibilidade ao diflunisal
- Doentes nos quais a asma, a urticária ou outras reacções de sensibilidade são precipitadas pela aspirina ou outros AINEs.
- Tratamento da dor perioperatória no contexto da cirurgia de revascularização do miocárdio
- Insuficiência renal grave.

Dosagem: 1000 mg por via oral uma vez

Efeitos secundários:

- náuseas, vómitos, dores de estômago, indigestão
- diarreia, obstipação, gases
- tonturas, sonolência, dor de cabeça, sensação de cansaço
- erupção cutânea
- zumbido nos ouvidos.

h) **KETOROLAC-** Um novo AINE com uma potente atividade analgésica e uma modesta atividade anti-inflamatória. Tal como outros AINE, inibe a síntese de PG e alivia a dor através de um mecanismo periférico.

Contra-indicações:

- Doentes de maior risco: insuficiência cardíaca, utilização de diuréticos, cirrose, desidratação e insuficiência renal
- hipersensibilidade ao cetorolac doentes com síndrome completa ou parcial de pólipos nasais, **angioedema**

Dosagem: 10 mg por via oral a cada 4-6 horas

Efeitos secundários:

- Úlceras do estômago,
- Hemorragia no estômago,
- Danos nos rins

i) **ACETAMINOPHEN**[7] : É um metabolito ativo desetilado da fenacetina que actua inibindo a enzima COX-3 (ciclo-oxgenase 3) apenas no cérebro, o que explica a sua ação analgésica-antipirética, mas os seus fracos efeitos anti-inflamatórios. Este fraco efeito anti-inflamatório deve-se à sua incapacidade de inibir a COX na presença de peróxidos que são gerados nos locais de inflamação.\

Contra-indicações:

- Hipersensibilidade,
- Nefropatia analgésica
- Insuficiência renal e hepática

Dosagem: 325-1000mg por via oral a cada 4-6 horas

Combinações [4]

- Acetaminofeno + Hidrocodona
- Acetaminofeno + Codeína
- Acetaminofeno + oxicodona
- Acetaminofeno + Tramadol

Medicamento de eleição durante a gravidez, mulheres a amamentar, na presença de outros estados patológicos e em doentes nos quais a aspirina está contra-indicada.

j) **CELECLCOXIB**[7] : inibidor da COX -2

Contra-indicações:
- Doentes cardíacos,
- Alergia às sufonamidas
- insuficiência hepática grave
- doença renal avançada

Dosagem: 200 mg

Efeitos secundários:
- Irritação gástrica
- Efeitos do CVS
- Dor de cabeça
- Hipertensão, tonturas, etc.

k) **ETORICOXIB**[7] **:**

Contra-indicações:
- Úlceras pépticas
- doença auditiva grave
- derrame
- hipertensão

Dose: 60-120 mg

Efeitos secundários:
- Irritação gástrica
- Efeitos do CVS
- Edema periférico
- Hipertensão

Summary of Selected Non-Narcotic Analgesics			
Analgesic	Trade Name	Dose Range (mg)	Daily Dose (mg)
Acetaminophen	Tylenol and others	325-650	4000
Aspirin	Many	325-1000	4000
Diclofenac potassium	Cataflam	50-100	150-200
Diflunisal	Dolobid	250-1000	1500
Etodolac	Lodine	200-400	1200
Fenoprofen	Nalfon	200	1200
Flurbiprofen	Ansaid	50-100	200-300
Ibuprofen	Motrin et al.	200-800	2400 (Rx)
Ketoprofen	Orudis	25-75	300 (Rx)
Ketorolac*	Toradol Sprix	30-60 (oral) 31.5	60 126 mg
Naproxen	Naprosyn	250-500	1500
Naproxen Na	Anaprox and others	220-550	1650 (Rx)

De acordo com a **American Dental Association,** o acetaminofeno e outros AINEs (aspirina, ibuprofeno e naproxeno sódico) estão disponíveis para os pacientes sem receita médica (OTC) em doses padrão (por exemplo, 200 mg de ibuprofeno; 325 ou 500 mg de acetaminofeno), mas doses mais altas desses medicamentos podem ser prescritas aos pacientes. Em 2020, a U.S. Food and Drug Administration aprovou um produto combinado de dose fixa OTC que contém ibuprofeno e acetaminofeno; cada dose de 2 cápsulas contém 250 mg de ibuprofeno e 500 mg de acetaminofeno. Existem ainda vários outros AINEs apenas disponíveis mediante receita médica, como o celecoxib, o cetoprofeno e o diclofenac[4] .

Embora eficazes no alívio da dor aguda, a utilização de AINE, especialmente a longo prazo, pode ser acompanhada de efeitos adversos. Os AINE podem causar efeitos adversos gastrointestinais e renais. O efeito adverso mais comum da utilização de AINE é a toxicidade gastrointestinal, que pode resultar em sintomas como náuseas, azia, dor abdominal e hemorragia[7] . Além disso, os AINE podem aumentar o risco de eventos cardiovasculares graves e de nefrotoxicidade. A utilização de acetaminofeno tem sido associada a toxicidade hepática, bem como a outros efeitos adversos menos graves, como dores de cabeça, agitação e sintomas gastrointestinais. De acordo com a ADA, o acetaminofeno de prescrição deve apresentar um aviso de caixa negra sobre hepatotoxicidade, uma vez que a toma de mais de 4000 mg por dia tem sido associada a insuficiência hepática aguda[4] .

II. Analgésicos opióides

O termo opióide, originalmente definido como opato (deriva de opium-like" A classe de fármacos opióides desempenhou um papel importante no controlo da dor dos doentes dentários. No entanto, a sua utilidade é dificultada por efeitos secundários indesejáveis, que são por vezes intoleráveis para o doente. Estes efeitos secundários incluem a depressão do sistema nervoso central, a depressão respiratória, os vómitos, o íleo e a hiperalgesia induzida por opióides[7]

Estes analgésicos actuam centralmente nos receptores opióides do SNC e na libertação da substância P, que modula a dor, e não através da inibição da enzima COX[7]

a) **MORFINA**[7]**:** A morfina é o principal alcaloide do ópio que era utilizado. É um protótipo de fármaco opióide. Tem uma ação depressora e estimulante específica no SNC, interagindo principalmente com os receptores opióides μ como agonista total. Uma vez que a morfina é um fármaco de emergência, foi utilizada para dores dentárias graves, como quando as placas ósseas corticais confinam a pressão da infeção, necessitando de uma terapia medicamentosa muito forte.

Contra-indicações :

- Bebés e doentes idosos, uma vez que são susceptíveis de sofrer de depressão respiratória
- Doentes com insuficiência respiratória (enfisema, fibrose pulmonar)
- Doentes com traumatismo craniano, uma vez que aumenta a pressão intracraniana
- Hipotensão e hipovolemia
- Hipotiroidismo, doenças do fígado e dos rins

Efeitos secundários :

- Efeitos do CVS
- Alucinações e confusão,
- rigidez muscular grave ou espasmos
- perda de coordenação
- Náuseas, vómitos, perda de apetite, fraqueza

- Tonturas
- Menstruação irregular
- Convulsões

Dosagem:

- Dose inicial: 15 a 30 mg por via oral de 4 em 4 horas, conforme necessário para controlar a dor
- solução oral: Dose inicial: 10 a 20 mg por via oral de 4 em 4 horas e controlo da dor

b) **CODEÍNA**[7]**:** A codeína é uma metil-morfina, ocorre naturalmente no ópio e é parcialmente convertida em morfina. É menos potente do que a morfina (1/10 do analgésico), sendo também menos eficaz. É um agonista parcial dos receptores μ com um efeito de teto baixo.
Contra-indicações:

- doentes com hipersensibilidade conhecida à codeína
- doentes com depressão respiratória
- doentes com asma brônquica aguda ou grave
- paciente que tem ou é suspeito de ter ileus paralítico
- Doenças diverticulares
- Gravidez

Efeitos secundários:

- Depressão respiratória
- prisão de ventre
- Respiração superficial,
- Confusão
- alucinações,

Dosagem :

- Dose inicial: 15 a 60 mg por via oral, até cada 4 horas, conforme necessário
- Dose máxima: 360 mg em 24 horas

c) **FENTANYL**[7] **:** O fentanil é um congénere da petidina (opióide sintético) que é 75-125 vezes mais potente do que a morfina no seu efeito analgésico. Caracteriza-se por um início de ação rápido e uma duração de ação curta (30-40 minutos), devido à redistribuição para os lípidos.

Contra-indicações:

- doentes com intolerância conhecida ao fentanilo
- crianças de dois anos de idade ou menos
- Doentes com traumatismo craniano ou tumor cerebral
- Doentes susceptíveis de sofrer de depressão respiratória
- doentes com antecedentes de miastenia gravis

Efeitos secundários:

- Sonolência
- confusão, tonturas
- sedação,
- obstipação,
- Tolerância e dependência
- Depressão respiratória

Dosagem : 1-2 µg/kg IV

d) **MEPERDINA**[7] **:** A meperidina é um medicamento puramente sintético, derivado da família das fenilpiperidinas. Caracteriza-se por ter propriedades semelhantes às da atropina, para além dos seus efeitos opiáceos. Em doses equivalentes, a meperidina tem os mesmos efeitos que a morfina

Contra-indicações :

- Doentes com hipersensibilidade conhecida
- Doentes que estão a receber inibidores da monoamina oxidase (MAO)
- Doentes com depressão respiratória aguda
- Doentes com obstrução gastrointestinal mecânica conhecida ou suspeita (por exemplo, obstrução intestinal, estenoses)
- Doentes com suspeita de abdómen cirúrgico (por exemplo, apendicite aguda ou pancreatite)
- Doentes com asma aguda ou status asthmaticus
- Doentes com alcoolismo agudo, delirium tremens e perturbações convulsivas
- Tintas com depressão grave do SNC, aumento da pressão cerebrospinal ou intracraniana e traumatismo craniano

Efeitos secundários:

- Tonturas,
- Dor de cabeça
- Agitação
- Prisão de ventre
- tremores incontroláveis
- visão turva
- Boca seca.

Dosagem:

- Oral: 50-150 mg por via oral, de 3 a 4 horas, conforme necessário
- Dose máxima: 600 mg por dia

e) **TRAMADOL[7] :** Este analgésico de ação central alivia a dor através de um mecanismo opióide e de um mecanismo adicional. Ao contrário de outros opióides, inibe a recaptação da NA e da 5-HT, activando assim a inibição espinal da dor.

Contra-indicações:

- Doentes com hipersensibilidade conhecida à codeína
- doentes com depressão respiratória
- doentes com asma brônquica aguda ou grave
- paciente que tem ou é suspeito de ter ileus paralítico
- Úlcera gástrica

Efeitos secundários:

- Depressão respiratória
- Hipotensão
- edema pulmonar
- Dores de cabeça.
- náuseas ou vómitos
- Prisão de ventre
- Boca seca

Dosagem :

- Adultos (18 anos ou mais): 50 x 100 mg por via oral de 4 em 4 horas.
- Para doentes que não necessitem de um início rápido do efeito analgésico, dose inicial: 25 mg por via oral, em incrementos de 25 mg de 3 em 3 dias, até atingir uma dose de 25 mg quatro vezes por dia; posteriormente, aumentar em 50 mg de 3 em 3 dias

Dose máxima: 400 mg por dia.

Combinação [4]

Tramadol + Paracetamol

TABLE 4-8

Analgesic Doses of Representative Opioids

Opioid	Dose Equivalent to Codeine 60 mg
Codeine	60 mg
Oxycodone	5-6 mg
Hydrocodone	10 mg
Dihydrocodeine	60 mg
Propoxyphene HCl	102 mg
Propoxyphene-N	146 mg
Meperidine	90 mg
Tramadol	50 mg

Modified from Troullos E, Freeman R, Dionne RA: The scientific basis for analgesic use in dentistry, *Anesth Prog* 33:123, 1986.
HCl, Hydrochloride; *N*, napsylate.

Os analgésicos opióides podem ser utilizados para tratar a dor aguda moderada a grave e incluem medicamentos como a oxicodona, a hidrocodona e a codeína. Estes medicamentos são frequentemente prescritos em formulações combinadas com acetaminofeno ou aspirina (por exemplo, 5 mg de hidrocodona/300 mg de acetaminofeno; 30 mg de codeína/325 mg de aspirina). Os efeitos adversos comuns associados aos opiáceos incluem sedação, tonturas, náuseas, vómitos, prurido, sudação, obstipação e depressão respiratória. Além disso, de acordo com a ADA, os opiáceos sujeitos a receita médica devem conter uma advertência de caixa negra que indique os riscos de dependência, abuso e utilização incorrecta, depressão respiratória, ingestão acidental (especialmente por crianças), síndrome de abstinência neonatal de opiáceos (devido à utilização prolongada durante a gravidez) e perigos da utilização concomitante com benzodiazepinas ou outros depressores do SNC.[4]

III. Corticosteróides[4] :

Os corticosteróides representam outra classe de medicamentos que ajudam no controlo da dor pós-endodôntica. Os corticosteróides compreendem os glucocorticóides e os corticóides minerais. Para o tratamento da dor pós-endodôntica, os glucocorticóides são utilizados principalmente porque actuam em vários locais.

Contra-indicações dos glucocorticóides :

- doentes com infeção fúngica sistémica
- hipersensibilidade conhecida ao medicamento
- doentes com colite ulcerosa
- infeção piogénica
- diverticulite
- úlcera péptica
- insuficiência renal
- hipertensão
- osteoporose
- gravidez
- diabetes mellitus
- herpes ocular

Precaução:

- Supressão da função imunitária e da cicatrização de feridas, alteração da resposta ao stress.

❖ Esteróides frequentemente utilizados em Endodontia

a. **PREDNISOLONA:**

Efeitos secundários:

- Tensão arterial elevada
- Pancreatite
- Úlcera péptica

b. DEXAMETASONA

Efeitos secundários:

- Desequilíbrio eletrolítico
- Doença de pele
- Distúrbios menstruais
- Glaucoma

c. **TRIAMCINOLONA:**

Efeitos **secundários**

- Aumento do risco de infeção

- Aumento de peso
- Alterações de humor

ANALGÉSICOS PRESCRITOS PELA ASSOCIAÇÃO DENTÁRIA AMERICANA (ADA)[8]

- **Nível de dor previsto: Ligeira**
  Opções de analgésicos orais:
  - ✓ Ibuprofeno 200-400 mg, conforme necessário para a dor a cada 4 a 6 horas

- **Nível de dor previsto: Ligeira a moderada**
  Opções de analgésicos orais:
  - ✓ Ibuprofeno 400 a 600 mg em intervalos fixos de 6 em 6 horas durante 24 horas e depois
  - ✓ Ibuprofeno 400 mg, conforme necessário para as dores a cada 4 a 6 horas

- **Nível de dor previsto: Moderada a severa**
  Opções de analgésicos orais:
  - ✓ Ibuprofeno 400 a 600 mg mais acetaminofeno 500 mg em intervalos fixos de 6 em 6 horas durante 24 horas e depois
  - ✓ Ibuprofeno 400 mg e acetaminofeno 500 mg, conforme necessário para as dores, de 6 em 6 horas

- **Nível de dor previsto: Grave**
  Opções de analgésicos orais:
  - ✓ Ibuprofeno 400 a 600 mg mais acetaminofeno 650 mg com hidrocodona 10 mg em intervalos fixos de 6 em 6 horas durante 24 a 48 horas, depois Ibuprofeno 400 a 600 mg mais
  - ✓ Acetaminofeno 500 mg, conforme necessário para as dores, de 6 em 6 horas

ANALGÉSICOS HABITUALMENTE PRESCRITOS PELA ASSOCIAÇÃO AMERICANA DE ENDODONTIA (AAE)[9]

Drug	Brand Name	Dosage	Maximum Dosage	Rx or OTC
Ibuprofen	Advil, Motrin, Nuprin	400-600 mg every 4-6 hours	3200 mg/day	Rx > 200 mg OTC 200 mg
Naproxen	Aleve, Naprosyn	440-500 mg every 12 hours	1000-1100 mg/day	Rx > 220 mg OTC 220 mg
Acetaminophen with Codeine #3	Tylenol with Codeine #3 (30 mg codeine/ 300 mg acetaminophen)	1-2 tablets every 4-6 hours	3000 mg acetaminophen/day and 360 mg codeine/day	Rx
Acetaminophen with Hydrocodone	Vicodin-5 (5 mg hydrocodone/ 300 mg acetaminophen)	1-2 tablets every 4-6 hours	3000 mg acetaminophen/day and 60 mg hydrocodone/day	Rx
Acetaminophen with Oxycodone	Percocet-5 (5 mg oxycodone/325 mg acetaminophen)	1-2 tablets every 4-6 hours	3000 mg acetaminophen/day and 60 mg oxycodone/day	Rx
Tramadol	Ultram (50 mg tramadol)	1-2 tablets every 4-6 hours	400 mg/day	Rx
Acetaminophen with Tramadol	Ultracet (37.5 mg tramadol/ 325 mg acetaminophen)	1-2 tablets every 4-6 hours	3000 mg acetaminophen/day and 400 mg tramadol/day	Rx

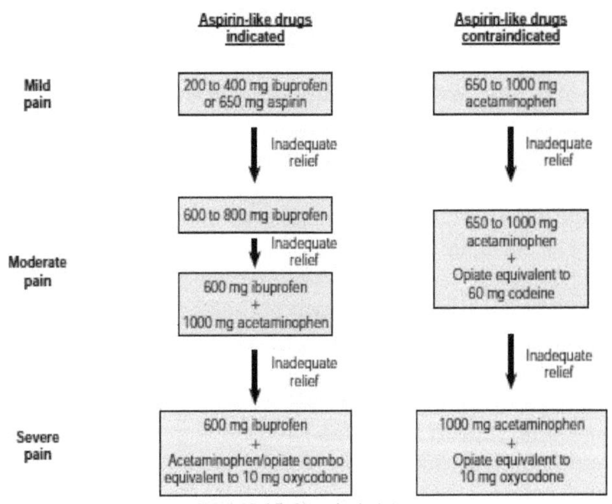

FIG 4-25 A flexible analgesic strategy.

Estratégia analgésica flexível sugerida por COHEN[4]

ANALGÉSICOS SUGERIDOS PRESCRITOS PARA DETERMINADOS PROCEDIMENTOS ENDODÔNTICOS[10]

Procedure/Condition	Initial Choice	If More Needed
Canal debridement	Aspirin, Tylenol, or NSAID	Analgesic with $^1/_2$ g codeine
Canal debridement where considerable overinstrumentation has occurred*	Analgesic with $^1/_2$ g codeine	Analgesic with 1 g codeine
Canal filling where overfilling has occurred and periapical tissue is normal	Analgesic with $^1/_2$ g codeine	Analgesic with 1 g codeine
Root amputation without flap	Nothing	ASA, Tylenol, or NSAID
Periapical or amputational surgery with minimal trauma	ASA, Tylenol, or NSAID	Analgesic with $^1/_2$ g codeine
Extensive surgery with considerable trauma	Vicodin or Lortab 10/500	Demerol, Percodan or Percocet
Call after office hours with moderate pain	Analgesic with 1 g codeine	Toradol, Vicodin, or Vicodin ES
Call after office hours with severe pain	Vicodin or Lortab 10/500	Demerol, Percodan or Percocet

*Use corticosteroid-antibiotic combination prophylactically. Give patient prescription, but advise taking it only if pain occurs.

Analgésicos utilizados para dores ligeiras a moderadas (de acordo com Weine)

Drug	Adult Dosage	Comments
Acetylsalicylic acid (aspirin, ASA)	300 to 1000 mg every 3 to 4 hr	Most widely used analgesic in use today—the standard of comparison, used in combination with many other drugs, literally trillions of doses taken; also has antipyretic and anti-inflammatory (needs higher dose, 3× analgesic dose) actions; problems are infrequent but serious potential side effects: GI disturbances and prolonged bleeding times (blood-thinning effect used for those susceptible to heart attacks)
Tylenol (acetaminophen) regular strength—325 mg	1 to 2 tablets every 4 to 6 hr (total dose not to exceed 4000 mg/day)	Popular ASA substitute for patients with GI or bleeding problems, anti-inflammatory action much less than ASA
Darvocet-N—100 100 mg propoxyphene 650 mg acetaminophen	1 tablet every 4 hr, as needed for pain	Derived from Darvon-type drugs, once very popular, then suspect to any efficacy beyond ASA content due to addictive potential; must not be prescribed for anyone suicidal or addiction prone and with caution to those taking antidepressants or tranquilizers or users of alcohol in excess; is an alternative drug to people without these problems, but with allergies to other analgesics
NONSTEROIDAL ANTIINFLAMMATORY ANALGESICS (NSAIDS)		
Motrin (ibuprofen)—300, 400, 600, and 800 mg	400 mg every 4 to 6 hr, not to exceed 3200/day	NSAIDs with antipyretic and analgesic properties, supposedly nonaddictive, all good for treatment of chronic or acute pain; often taken by patients for relief of tendonitis
Dolobid (diflunisal)—250 and 500 mg	1000 loading dose, then 500 mg every 8 to 12 hr	Requires loading dose to be taken before treatment, as in predictably painful procedures such as periapical surgery or extirpation of symptomatic molar; salicylic acid derivative with side effects similar to ASA
Nalfon (fenoprofen)—200, 300, and 600 mg	200 to 400 mg every 4 to 6 hr	Actions and reactions similar to Motrin
Naprosyn (naproxen)—250, 375, or 500 mg, suspension 125 mg/5 ml	250, 375, or 500 mg twice daily	Reason for development and main advantage is rapid absorption, levels reached in 2 hours
Anaprox (naproxen sodium)—275 mg, Nanprox DS - 550 mg	550 mg starting dose, then 275 mg every 6 to 8 hr, maximum daily dose 1375 mg	Sodium salt allows even faster absorption (within 1 hour); must not be given concomitantly with Naprosyn, long-term administration may lead to renal pathosis
Ansaid (flurbiprofen)—50 and 100 mg	200 mg starting dose, 300 mg total daily dose	Long-acting, very effective when given preoperatively
Cox-2 Inhibitors		Selective Cox-2 inhibitors, all the advantages of above NSAIDs with less GI side effects and no effect on platelets (see text)
Celebrex (celecoxib)	100 to 200 mg, twice/day	
Vioxx (rofecoxib)	50 mg/day (use for more than 5 days not studied)	
Bextra (valdecoxib)	20 mg twice/day	Contraindication is hypersensitivity to sulfa containing products; no FDA approval for acute pain in adults

Analgésicos utilizados para dores moderadas a graves (segundo Weine)[10]

Drug	Adult Dosage	Comments
EMPIRIN WITH CODEINE—325 mg ASA PLUS No. 2—15 mg codeine No. 3—30 mg codeine No. 4—60 mg codeine	1 or 2 every 4 hr	Excellent for relief of moderate to severe pain, well tolerated and widely used; thus patients will already know degree of effectiveness and possible history of allergy; action of ASA for its three properties adds to effectiveness of codeine
TYLENOL WITH CODEINE—300 mg ACETAMINOPHEN PLUS No. 2—15 mg codeine No. 3—30 mg codeine No. 4—60 mg codeine (also available in elixir)	1 or 2 tablets every 4 hr Maximums: codeine, 360 mg/day; acetaminophen, 4000 mg/day	Very popular compound for patients who cannot take aspirin or barbiturates
LORTAB TABLETS Each Lortab tab contains 500 mg acetaminophen plus:		Basically the same as Vicodin, but has additional dose forms, including liquid, which may be very handy in certain situations
2.5/500—2.5 mg hydrocodone 5/500—5 mg hydrocodone	1 to 2 tablets every 4 to 6 hr (do not exceed 8/day)	
7.5/500—7.5 mg hydrocodone 10/500—10 mg hydrocodone	1 tablet every 4 to 6 hr (do not exceed 6/day)	
LORTAB LIQUID Lortab liquid contains 2.5 mg hydrocodone 120 mg acetaminophen 7% alcohol per 5 ml (1 tspn)	1 tspn every 4 hr (do not exceed 6 tspn/day)	
ULTRAM (TRAMADOL)	50 to 100 mg every 4 to 6 hr (do not exceed 400 mg/day)	Centrally acting synthetic analgesic not derived from natural sources nor chemically related to opiates; in elderly (age 75 and up), dose 300 mg/day in divided doses (every 4 to 6 hr); renal function impairment, increase dosing interval to 12 hr, maximum 200 mg/day; hepatic function impairment, 50 mg every 12 hr; safe use not established during pregnancy, not recommended for children
MEPERIDINE (DEMEROL) 50 mg tablets 100 mg tablets syrup—50 mg/5 ml (1 tspn)	50 to 150 mg every 3 to 4 hr (may be given IM)	For relief of severe pain; very effective when pain is due to pressure buildup, as in acute periapical abscess prior to swelling occurring or for severe cases of acute pulpitis with apical periodontitis; classically, it is the strongest analgesic prescribed by dentists; Schedule II narcotic analgesic with action similar to morphine, but less smooth muscle spasms, constipation, or cough suppression
VICODIN 5 mg hydrocodone 500 mg acetaminophen	1 or 2 tablets every 4 to 6 hr (do not exceed 8/day)	Hydrocodone is a semisynthetic narcotic with analgesic and antitussive actions similar to those of codeine; it has less serious side effects than codeine (less emesis and constipation), but this varies greatly; it is a Schedule III drug with some abuse potential; do not use with patients who have prostate problems
VICODIN ES 7.5 mg hydrocodone 750 mg acetaminophen	1 tablet every 4 to 6 hr (do not exceed 5/day)	

ANTIBIÓTICOS UTILIZADOS EM ENDODONTIA

A decisão de utilizar antibióticos na gestão da dor endodôntica baseia-se em alguns factores. Em primeiro lugar, o clínico deve diagnosticar a etiologia da dor e determinar o tratamento dentário adequado, que pode incluir várias modalidades[11] . Assim, os antibióticos são utilizados em complemento do tratamento adequado para ajudar as defesas do hospedeiro na eliminação das bactérias patogénicas remanescentes. O uso de antibióticos na pré-medicação para o tratamento da dor endodôntica é limitado. Se houver sensibilidade ao calor, ao frio, dor ao mastigar. Os antibióticos não são recomendados. Evidência de envolvimento sistémico (sensação de mal-estar, temperatura corporal elevada), doente imunocomprometido ou se não for possível recorrer a cuidados urgentes, podem ser recomendados antibióticos[12] .

Antibióticos de uso comum em Endodontia[7] :

- **Com base no tipo de ação**
  1. Principalmente bacteriostático
     - i. Sulfonamidas
     - ii. Tetraciclina
     - iii. Eritromicina
     - iv. Clindamicina
     - v. Cloremfenicol
     - vi. Linezolida
     - vii. Etambutol
  2. Principalmente bactericida
     - i. Penicilina
     - ii. Aminoglicosídeos
     - iii. Cefalosporinas
     - iv. Ciprofloxacina
     - v. Metronidazol
     - vi. Vancomicina
     - vii. Polpeptídeos

- FLOUROQUINOLONAS

  1st geração de fluroquinolonas

  a. Ciprofloxacina

b. Norfloxacina
c. Ofloxacina

2nd fluoroquinolonas de geração

a. Lomefloxacina
b. Moxifloxacina
c. Levofloxacina

a. CIPROFLOXACINA

Mecanismo de ação: As flouroquinolonas inibem a DNA girase bacteriana, resultando na inibição da síntese de DNA, o que é responsável pela sua atividade contra bactérias gram -ve. Também inibem a topoisomerase IV, o que contribui para a sua atividade contra as bactérias gram +ve.

efeitos secundários:

- As mais comuns estão relacionadas com o trato gastrointestinal: náuseas, vómitos e desconforto abdominal
- Efeitos no SNC: dor de cabeça, tonturas, insónia, confusão
- Reacções alérgicas: erupções cutâneas, urticária, comichão

Contra-indicações:

- Na gravidez
- Em crianças pequenas
- Nos desportistas (devido a rutura do tendão)

Dosagem: 250-500 mg bd

b. Ofloxacina

Mecanismo de ação: É um inibidor da DNAse girase

efeitos secundários:

- defeito da cartilagem
- rutura do tendão

Contra-indicações:

- gravidez
- deranged lft kft
- criança com menos de 18 anos

Dosagem: 200 mg bd

❖ MACROLIDES

a. Eritromicina
b. Claritromicina
c. Azitromicina

a. AZITROMICINA , ERITROMICINA

Mecanismo de ação: Os macrólidos ligam-se à subunidade ribossómica 50s da bactéria e inibem a síntese proteica. São bacteriostáticos, mas, em concentrações elevadas, podem atuar como agentes bactericidas. São mais activos em pH alcalino.

Efeitos secundários:

- As mais frequentes estão relacionadas com o trato gastrointestinal **(toxicidade entérica)**: náuseas, vómitos, dor epigástrica e diarreia.
- Efeitos no SNC: dor de cabeça, tonturas, insónia, confusão
- Reacções alérgicas: erupções cutâneas, urticária, prurido, eosinofilia.

Contra-indicações:

- Na gravidez

Dosagem :

- **Azitromicina:** 250 mg bd /500 mg od durante 3-5 dias
- **Eritromicina:** 250 mg qid/ 500mg bd durante 5-7 dias

❖ TETRACICLINAS:

Grupo I

a. Tetraciclina
b. Oxitetraciclina

Grupo II

a. Demeclociclina

Grupo III

a. Doxiciclina
b. Minociclina

a. DOXICICLINA

Mecanismo de ação: As tetraciclinas são ativamente absorvidas pelas bactérias susceptíveis, ligando-se depois reversivelmente à subunidade ribossómica 30s. Deste modo, impedem a ligação do aminoacil t-RNA ao complexo ribossómico do ARNm, o que inibe ainda mais a síntese proteica.

Efeitos secundários:

- As mais frequentes estão relacionadas com o trato gastrointestinal **(toxicidade entérica)**: náuseas, vómitos, dor epigástrica e diarreia.
- Efeitos no SNC: dor de cabeça, tonturas, insónia, confusão.
- Reacções alérgicas: erupções cutâneas, urticária, prurido, eosinofilia.
- Superinfecções

Contra-indicações:

- Em crianças até aos 8 anos de idade (uma vez que pode provocar uma descoloração acastanhada).
- Na gravidez

Dosagem: 100 mg BD ou 1st dia, 100 mg OD depois disso

b. MINOCICLINA

Mecanismo de ação : inibidor da síntese proteica (30S)

efeitos secundários:

- Fotossensibilidade
- descoloração dos dentes

contra-indicações:

- doença hepática grave
- miastenia gravis
- gravidez

Dosagem:100mg bd

❖ NITROIMIDAZOL

a. **Metronidazol**

b. **Tinidazol**

c. **Ornidazol**

a. **METRONIDAZOL:** Altamente eficaz contra anaeróbios

Mecanismo de ação :

O metronidazol é um pró-fármaco que, ao entrar no microrganismo, é reduzido ao seu metabolito ativo. Este metabolito ativo danifica o ADN microbiano, provocando a morte do organismo.

Efeitos secundários:

- As mais comuns estão relacionadas com o trato gastrointestinal: anorexia, gosto metálico, boca seca, náuseas, vómitos e desconforto abdominal
- Efeitos no SNC: dor de cabeça, tonturas, irritabilidade, confusão
- Reacções alérgicas: erupções cutâneas, urticária, comichão

- **Reação semelhante ao dissulfiram:** observada quando tomado juntamente com álcool (náuseas, vómitos, cólicas abdominais, rubor)

Contra-indicações :

- Na gravidez
- Alcoólicos

Dosagem : 200-500mg qid/bd durante 3-5 dias

b. **ORNIDAZOL**

Mecanismo de Ação : Derivado 5 nitro amidazol, produção de radicais livres.

Efeitos secundários:

- sabor metálico
- náuseas e vómitos

Contra-indicações

- Insuficiência renal
- insuficiência hepática

Dosagem:1,5gms od

❖ PENICILINAS (antibióticos β-lactâmicos)

Alternativa resistente aos ácidos à penicilina G

a. Fenoximetil penicilina

Penicilinas resistentes à penicilinase

a. Meticilina
b. Cloxacilina
c. Alargado

Penicilinas de espetro alargado

a. Ampicilina
b. Amoxicilina
c. Carbenicilina
d. **Pipercilina**

Inibidores da β-lactamase

a. Ácido clavulânico

b. Salbactam

a. **AMOXICILINA, AMPICILINA:** Altamente eficaz contra bactérias gram +ve

Mecanismo de ação:

Os antibióticos β-lactâmicos produzem um efeito bactericida através da inibição da síntese da parede celular. É o análogo estrutural da D-alanina, que inibe a transpeptidase e, por conseguinte, a síntese de peptidoglicano. São produzidas formas deficientes da parede celular, que sofrem lise. Exerce o seu efeito nocivo sobretudo quando a bactéria se multiplica ativamente e sintetiza a parede celular.

Efeitos secundários:

- As mais comuns são as reacções de hipersensibilidade - erupções cutâneas, urticária, febre, dermatite, broncoespasmo, angioedema, dores nas articulações, reacções anafiláticas.
- Trato gastrointestinal - náuseas, vómitos, desconforto abdominal, diarreia (mais com ampicilina)

Contra-indicações:

- Doente com antecedentes de asma, rinite alérgica, febre dos fenos.

Dosagem:

- **Amoxicilina-250-500mg** TDS
- **Ampicilina-** 250-500mg QID

b. **AUGMENTIN (Amoxicilina + Ácido clavulânico)**

Mecanismo de ação: O ácido clavulânico é um inibidor da β-lactamase. A coadministração destes medicamentos com β-lactâmicos aumenta a atividade dos β-lactâmicos, impedindo a sua destruição enzimática através da inativação das β-lactamases, produzidas por uma vasta gama de bactérias gram +ve e gram -ve.

Efeitos secundários:

- Semelhante à amoxicilina, mas a tolerância gastrointestinal é mais fraca - especialmente em crianças
- Estomatite/vaginite por Candida
- Erupções cutâneas

Contra-indicações:

- Doentes com hipersensibilidade conhecida aos antibióticos beta-lactâmicos
- Doentes com antecedentes de disfunção hepática associada ao Augmetin

Dosagem:

Em comprimidos - várias combinações: (250mg+125mg)

(500mg+125mg)

c. **METICILINA**

Mecanismo de ação : inibidor da síntese da parede celular

Efeitos secundários:

- nefrotóxico
- neutropenia

contra-indicações: anafilaxia

Dosagem :1-2g 4-6 hrly iv

d. **CLOXACILINA**

Mecanismo de ação: inibidor da síntese da parede celular

Efeitos secundários:

- crises mioclónicas
- agranulocitose

contra-indicações: anafilaxia

Dosagem: 250 mg 6 horas por via oral

❖ CEPHALOSPORINS (antibióticos β-lactâmicos)

1st geração

a. Cefalexina
b. Cefazolina
c. Cefadrina
d. Cefadroxil

2nd generation

a. Cefaclor
b. Cefuroxima
c. Cefuroxima axetil

3rd generation

a. Cefotaxima
b. Cefixima
c. Ceftizoxima
d. Ceftriaxona
e. Ceftazidima

4th generation

a. Cefepima
b. Cefpiroma

a. CEFALEXINA, CEFPODOXIMA, CEFACLOR

Mecanismo de ação: As cefalosporinas inibem a síntese da parede celular bacteriana e produzem efeito bactericida.

Efeitos secundários:

- Reacções de hipersensibilidade (mais frequentes) - Erupções cutâneas, urticária e, raramente, anafilaxia
- Distúrbios **gastrointestinais** - diarreia, vómitos, anorexia
- As cefalosporinas Iv podem causar tromboflebite

Contra-indicações:

- Doentes trombocitopénicos
- Doentes hipoprotrombinémicos

Dosagem:

- **Cefalexina** - 0,25-1g 6-8 horas
- **Cefpodoxima** - 200 mg bd (máx. 800 mg/dia)
- **Cefaclor-** 0,25-1g de 8 em 8 horas

❖ LINCOSAMIDA:

a. **CLINDAMICINA**

Mecanismo de ação: A clindamicina liga-se à subunidade ribossómica 50s bacteriana e inibe a síntese proteica.

Efeitos secundários:

- Reacções de hipersensibilidade - Erupções cutâneas, urticária
- **Colite pseudomembranosa** mais comum **(superinfeção por Cl. defficile**) - diarreia com sangue e muco nas fezes.
- A clindamicina intravenosa pode causar tromboflebite.

Dosagem :

- 150-300 qid
- 200-600 mg i.v. de 8 em 8 horas

Resumo dos antibióticos utilizados em endodontia (Weine)[10]

Drug	Adult Dosage	Comments
POTASSIUM PENICILLIN V (V-Cillin-K, Pen-Vee K, Veetids, Betapen-VK)	250 to 500 mg 4 times/day	Specifically developed for oral administration; very high levels of penicillin developed; has had extremely wide and successful use for 20 years
AMINOPENICILLIN, AMPICILLIN (Polycillin, Omnipen, Unasyn)	1 to 4 g divided and given every 6 hr	Not penicillinase resistant, but has a wider spectrum than potassium penicillin V
AMOXICILLIN (Amoxil, Wymox, Trimox)	250 to 500 mg every 8 hr	Advantage over K penicillin V and ampicillin is that it may be used in three rather than four doses and gives high blood levels for longer periods; replaces other penicillin forms for SBE prevention drug of choice according to American Heart Association (AHA) guidelines; also comes in liquid suspension form
PENICILLINASE-RESISTANT PENICILLINS		Effective against penicillinase-producing microorganisms, but weak against others; only appropriate use is vs. staphylococci penicillinase-producing bacteria
Cloxacillin	250 to 500 mg every 6 hr	
Dicloxacillin	250 to 500 mg every 6 hr	
BETA-LACTAMASE INHIBITORS		Wide spectrum against gram-positive and gram-negative anaerobes; also, due to clavulanate portion, is effective against beta-lactamase–producing microorganisms, which are usually resistant to penicillin and cephalosporin
Augmentin		
Amoxicillin and calvulanate potassium	250 mg every 8 hr (tablets, chewables, and oral suspensions do not have equivalent amounts of each chemical; see instructions for use)	

Drug	Adult Dosage	Comments
Erythromycin	250 to 500 mg 4 times/day	Depending on microorganism type and drug concentration, is either bacteriocidal or bacteriostatic; good antibacterial spectrum; only serious problem is that patients experience serious gastritis, even when ingested orally with empty stomach; available in oral suspension form
PCE (erythromycin particles in tablets)	333 mg every 8 hr	Due to special coating to inactivate gastric activity, is absorbed in small intestine rather than stomach and causes less stomach upset; although it may be taken without regard to meals, optimal blood levels are obtained in fasting state ($^1/_2$ to 2 hr before meals); 500 mg dosage form allows less frequent administration
Clindamycin (Cleocin)	150 to 300 mg every 6 hr; for serious infections, 300 to 450 mg every 6 hr; for premedication of SBE/rheumatic fever patients, 600 mg 1 hr before procedure	Broad-spectrum antibacterial with greater effectiveness against gram-negative anaerobes including *Prevotella* than erythromycin; serious side effect is pseudomembranous colitis, occurring with diarrhea, so should only be used when antibacterials with similar spectrum are ineffective, preferred alternative for penicillin-allergic patients, named by AHA as substitute in SBE/rheumatic fever patients rather than erythromycin
Cephalosporin classifications: 1st generation (Keflex) 2nd generation (Ceclor) 3rd generation (Cefobid) NOTE: There are many more examples for each generation	 250 mg every 6 hr 250 mg every 8 hr 1 to 2 g every 12 hr, IV or IM	Very popular broad-spectrum antimicrobial; check for patient sensitivity to penicillin, there is a 10% to 15% crossover sensitivity to cephalosporins; as you go to the newer generations, gram-negative antibacterial effects increase, but gram-positive antibacterial effects decrease; has effectiveness against bone infections, so good in endodontics; because they are powerful antimicrobials, the cephalosporins may be overused when less expensive antibiotics would be just as effective
Doxycycline (Vibramycin)	100 mg every 12 hr for 1st day, 100 mg/day thereafter	Tetracycline with more convenient dosage form; must adhere to dose regimen or more side effects occur; more useful in endodontic and periodontic infections
Fluoroquinolone Ciprofloxacin (Cipro)	 250 to 500 mg every 12 hr	Broad-spectrum with convenient dosing schedule; very expensive, but works well against many gram-positive and gram-negative species; do not use on children and pregnant and nursing women
Metronidazole (Flagyl)	Loading dose: 1 g IV Maintenance dose: 500 mg every 6 hr; both to be infused not faster than 1 hr Oral dose: 500 mg every 6 hr, not to exceed 4 g/day	Oral synthetic antiprotozoal and antibacterial agent with antibacterial spectrum versus *Prevotella* species and other gram-negative anaerobes; good drug to give along with penicillin for coverage against both gram-positive and negative bacteria; vomiting occurs when alcohol is ingested while taking this medication
Macrolides: Azithromycin (Zitromax) (Z-Paks)	 500 mg first day dose, followed by 250 mg daily for 2 to 5 days, take on empty stomach; for SBE/rheumatic fever patients 500 mg 1 hr before procedure	 Reversibly binds to P site of the 50 S ribosomal subunit; may inhibit RNA-dependent protein synthesis; can be bacteriostatic or bacteriocidal; should be used with caution due to bacterial resistance; both can be used as alternative for penicillin-allergic patients

GESTÃO DA DOR PRÉ-OPERATÓRIA

A gestão da dor endodôntica abrange todos os aspectos do tratamento, incluindo:

I. GESTÃO DA DOR PRÉ-OPETIVA
II. GESTÃO DA DOR INTRA-OPERATÓRIA
III. GESTÃO DA DOR PÓS-OPERATÓRIA

❖ CONTROLO DA DOR PRÉ-OPERATÓRIA: Inclui

1. Gestão do medo e da ansiedade
2. Pré-medicação
   - Analgésicos
   - Antibióticos

1. **Gestão do medo e da ansiedade**: A ansiedade durante o tratamento dentário é um fator substancial que pode alterar a perceção da dor do indivíduo. A dor e o medo são uma combinação potente, capaz de provocar algumas das situações mais catastróficas imagináveis no ambiente do consultório dentário, como síncope, hiperventilação, convulsões, etc.[1] Assim, o reconhecimento da fobia dentária (odontofobia) e a sua gestão é um passo crucial para uma terapia endodôntica indolor bem sucedida.

Este objetivo pode ser alcançado através de :

i. Estratégias não farmacológicas
ii. Métodos farmacológicos

i. **Estratégias não farmacológicas para controlar o medo e a ansiedade**: Podem ser utilizadas várias técnicas comportamentais para evitar o desenvolvimento de medo e ansiedade devido a vários factores de stress dentário.

a) Comunicação com o doente[4]

Individualizar a comunicação entre o médico e o doente, de modo a identificar, reconhecer e tranquilizar um doente angustiado, é uma das estratégias mais eficazes de redução da ansiedade. Esta estratégia envolve

- *Estabelecer uma relação com o doente*: Os doentes com medo citam frequentemente a má comunicação com o médico como um fator de manutenção da ansiedade. É importante desenvolver uma relação de confiança com o doente para que seja possível uma troca livre de informações para obter informações de diagnóstico exactas. Iniciar a conversa com tópicos não dentários, dirigindo-se ao doente como Sr., Sra. ou Sr.ª, pode ajudar a desenvolver uma boa relação com o doente.

- *Escuta:*. A escuta reflexiva é uma forma eficaz de responder à raiva que pode ser demonstrada frequentemente por um doente ansioso. O clínico deve fazer com que o seu doente sinta que está a ser ouvido com empatia e que não está a ser ignorado.
- *Utilização de um protocolo de entrevista padrão*: O uso de um protocolo de entrevista padrão facilita o diálogo com pacientes angustiados. O uso de um conjunto padrão de perguntas permite que o clínico se concentre no paciente e na resposta a cada pergunta verbal, confiante de que todas as informações relevantes serão coletadas. Dependendo do nível de conforto e curiosidade do doente, é muitas vezes útil que o clínico apresente uma justificação para determinadas perguntas ou pedidos de informações específicas.
- *Utilizar estratégias não-verbais*: Contactos oculares, acenos de cabeça, etc.

b) Intervenções comportamentais[4] :

- *Distração*: A distração como estratégia de redução da ansiedade tem um grande apelo devido à sua facilidade. A música de fundo calmante, os jogos de vídeo ou um aparelho de televisão no bloco operatório constituem uma distração eficaz e reconfortante para os doentes ansiosos. Também foram utilizados dispositivos manuais de estimulação da distração durante a injeção de anestésicos dentários para reduzir a ansiedade dentária
- *Relaxamento::* O objetivo do relaxamento é conseguir um relaxamento muscular e mental. Exercícios de respiração profunda durante 2 a 4 minutos podem ser úteis para reduzir o stress e a ansiedade.
- *Hipnose e imagens guiadas:* A hipnose é um estado mental guiado e autocontrolado, no qual a concentração e o foco são direccionados para o interior, atingindo um nível alterado de consciência. As imagens guiadas são uma forma de hipnose ligeira que pode ser útil em doentes receosos. Produz um transe ligeiro do qual os doentes acordam facilmente, e o procedimento é menos

moroso para o clínico do que guiar os doentes para um estado hipnótico profundo. Pedir ao paciente para se concentrar num local onde se sinta muito relaxado, confortável ou seguro é eficaz no controlo da dor durante procedimentos ambulatórios e pode ser realizado pela equipa dentária sem perturbar o fluxo de trabalho no local de atendimento ao paciente.

<u>**Métodos farmacológicos de controlo do medo e da ansiedade**[13]</u> : O controlo farmacológico da dor e da ansiedade pode ser conseguido através da utilização de **sedação** e **anestesia geral**[14] , e deve ser procurado apenas em situações em que o doente não é capaz de responder e cooperar bem com intervenções psicoterapêuticas, não está disposto a submeter-se a este tipo de tratamento ou é considerado odontofóbico. Os doentes com necessidades especiais (atraso mental, autismo, doença mental, traumatismo crânio-encefálico) e as situações clínicas podem também necessitar de tratamento farmacológico. Existem alguns factores que devem ser considerados antes da gestão farmacológica:

a) Riscos envolvidos na gestão farmacológica em comparação com as terapias comportamentais
b) Seleção adequada, baseada em provas, de medicamentos para tratamento farmacológico
c) A extensão das necessidades dentárias do paciente e a gravidade da ansiedade
d) Necessidades cognitivas e emocionais e personalidade do doente
e) Competências, formação e experiência do médico
f) Equipamento e controlo adequados
g) Custo do procedimento.

TABLE 18-1 ASA Chart of Categories

	Minimal Sedation (Anxiolysis)	Moderate Sedation/ Analgesia (Conscious Sedation)	Deep Sedation/Analgesia	General Anesthesia
Responsiveness	Normal response to verbal stimulation	Purposeful* response to verbal or tactile stimulation	Purposeful* response after repeated or painful stimulation	Unarousable, even with painful stimulus
Airway	Unaffected	No intervention required	Intervention may be required	Intervention often required
Spontaneous ventilation	Unaffected	Adequate	May be inadequate	Frequently inadequate
Cardiovascular function	Unaffected	Usually maintained	Usually maintained	May be impaired

*Source: American Society of Anesthesiologists Task Force on Sedation and Analgesia by Non-Anesthesiologists.[12]

- **Fármacos**[1] **:** Em medicina dentária, os medicamentos depressores do SNC são administrados por quatro vias:

a. Oral e por inalação (comum)
b. Intravenosa (IV)
c. Intramuscular (IM)
d. Intranasal (menos comum)

> **Sedação por inalação (N2O-O2),**[1,6] : A sedação por inalação com N2O-O2 representa a técnica mais controlável que pode ser utilizada para proporcionar uma sedação mínima a moderada (ing). A sedação por inalação possui muitas propriedades clínicas que servem para aumentar a sua taxa de sucesso e a sua segurança: (1) rápido início de ação (~20-30 s); (2) um nível de depressão do SNC que pode ser rapidamente aumentado, se necessário; (3) o nível de depressão do SNC que pode ser rapidamente diminuído, se necessário; (4) recuperação completa após a administração de O2 a 100% no final do procedimento, permitindo que quase todos os pacientes com N2O-O2 tenham alta do consultório dentário sem escolta e sem proibições de actividades pós-sedação inalatória. Devido ao seu rápido início, a sedação por inalação com N2O-O2 pode ser titulada, o que aumenta ainda mais o sucesso e a segurança da técnica.

Desvantagens da N20-02: (1) Cooperação do paciente. (2) As pessoas incapazes de respirar pelo nariz, por qualquer razão, não poderão receber sedação por inalação num consultório dentário.

O N2O-O2, quando utilizado em combinação com agentes sedativos, pode produzir sedação mínima, moderada ou profunda ou anestesia geral.

Técnica de sedação por inalação

1. Prior to placing nasal hood, start a flow of 5–6 LPM (liters per minute) of O_2.
2. Have patient assist in proper placement and securing of the nasal hood.
3. Determine if patient can "breathe comfortably" with 100% oxygen. ("Is the flow volume adequate?"). Increase the flow, if necessary.
4. Start titration of N_2O by increasing its flow to 1 LPM, decreasing the O_2 flow by 1 LPM.
5. After 1 min, determine what, if any, signs and symptoms the patient may be experiencing.
6. If needed, increase N_2O by 0.5 LPM, decreasing O_2, 0.5 LPM.
7. Repeat steps 5 and 6 until the patient reaches the desired level of sedation.
8. Administer local anesthesia as would be done if the patient were not receiving N_2O-O_2.
9. At the conclusion of the procedure, increase the O_2 flow to the level determined in step 3 and return the N_2O to O LPM.
10. Permit the patient to breathe 100% O_2, for not less than 3–5 min before considering removal of the nasal hood.
11. Assess recovery from sedation. If considered recovered, remove nasal hood before terminating the flow of O_2.
12. Permit the patient to leave dental chair. Have a staff person close to the patient so as to prevent any possible injury when standing, due to postural hypotension.
13. Document treatment in the patient's chart.

- **Sedação oral moderada**: A via oral é a via de administração de medicamentos menos controlável.

Vantagens: Mais fácil para o médico e para o doente
Os pacientes odontofóbicos, especialmente quando confrontados com o medo do tratamento de canal, necessitam frequentemente de tratamento com depressores do SNC (1) na noite anterior à consulta planeada, e (2) de manhã, 1 hora antes da consulta dentária agendada.

As desvantagens da sedação oral são (1) Um início de ação lento (~1 h para a maioria dos medicamentos)
(2) Absorção irregular do medicamento a partir do trato gastrointestinal (GI); e, para alguns medicamentos, um efeito hepático significativo de primeira passagem
(3) A titulação do medicamento até ao efeito clínico não é possível, eliminando o fator de segurança mais importante na administração do medicamento. O nível de depressão do SNC atingido pelos medicamentos orais não é facilmente aumentado (proporcionando uma sedação mais profunda) ou diminuído (sedação mais ligeira).

TABLE 18-4 Oral CNS-Depressants Used in Dentistry

Generic Name	Proprietary Name	Availability (mg)	Usual Dental Dosage
Benzodiazepines			
Alprazolam	Niravam, Xanax	Tab: 0.25, 0.5, 1.0, 2.0	0.25–0.5 (max 4 mg/day)
Diazepam		Tab: 2, 5, 10	2–10 mg bid-qid
Flurazepam	Dalmane	Cap: 15, 30	15–30 mg at bedtime
Lorazepam	Ativan	05, 1.0, 70	2–3 mg/day given bid-tid
Midazaolam		Syr: 2 mg/mL	Pediatrics: 0.25–1.0 mg/kg single dose
Oxazepam	Serax	Cap: 10, 15, 30 Tab: 15	Adults (anxiety): mild to moderate: severe: 15–30 tid-qid
Triazolam	Halcion	Tab: 0.125, 0.15	0.25 qhs, max 0.5
Miscellaneous, nonbenzodiazepine anxiolytics, sedatives			
Eszopiclone	Lunesta	Tab: 1.0, 2.0, 3.0	Initial: 2 mg qhs
Zaleplon	Sonata	Cap: 5, 10	Insomnia: 10 qhs
Zolpidem	Ambien	Tab: 5, 10	Adult: usual 10 mg qhs
Miscellaneous sedative-hypnotic			
Hydroxyzine HCl	Atarax	Syr: 10 mg/5 mL Tab: 25, 50, 100	Adults (Sedation): 50–100 mg
Hydroxyzine pamoate	Vistaril	Cap: 25, 50, 100 Sus: 25 mg/5 mL	

Abbreviations: Cap, Capsule; Sus, Suspension; Syr, Syrup; Tab, Tablet.
Sources: (1) ADA/PDR Guide to Accepted Dental Therapeutics.[26] (2) www.ePocrates.com[27]

TABLE 18-6 Comparison of Routes of Drug Administration

Route of Drug Administration	Onset of Action	Titrate Yes–No	Advantages	Disadvantages
Inhalation	Rapid (~20 s)	Yes	Patient need not be NPO; rapid onset; titration; rapidly increase or decrease level of CNS depression; full recovery in most patients; no prohibitions of postoperative functions	Patient cooperation required; ineffective if unable to breathe through nose
Oral	Slow (~1 h for maximal clinical effect)	No	Easy for patient; easy for doctor	Patient cooperation needed; slow onset; inability to titrate; erratic absorption from GI tract; significant hepatic 1st-pass effect for some drugs; no control over ultimate level of CNS depression; inability to quickly increase or decrease level of CNS depression; inability to reverse CNS depression; prolonged recovery; requirement for escort for patient on leaving dental office
Parenteral: Intramuscular	Intermediate (10–20 min)	No	More reliable absorption than oral; minimal patient cooperation required	Patient must be NPO; potential needle injury; relatively slow onset; inability to titrate; no control over ultimate level of CNS depression; inability to quickly increase or decrease level of CNS depression; inability to reverse CNS depression; prolonged recovery; requirement for escort for patient on leaving dental office
Parenteral: Intravenous	Rapid (~20 s)	Yes	Rapid onset; titration; rapidly increase level of CNS depression; most drugs reversible	Venipuncture is learned technique; patient must be NPO; inability to quickly decrease level of CNS depression; prolonged recovery; requirement for escort for patient on leaving dental office
Parenteral: Intranasal	Intermediate (10–20 min)	No	More reliable absorption than oral; minimal patient cooperation required	Unpleasant (bitter) taste if liquid enters oral cavity; may irritate nasal mucosa; inability to titrate; no control over ultimate level of CNS depression; inability to quickly increase or decrease level of CNS depression; inability to reverse CNS depression; prolonged recovery; requirement for escort for patient on leaving dental office

- **Anestesia geral[1] :** A anestesia geral é "uma perda de consciência induzida por fármacos durante a qual os pacientes não são despertados, mesmo por estímulos dolorosos. Os doentes necessitam frequentemente de assistência para manter as vias respiratórias desobstruídas e pode ser necessária ventilação com pressão positiva devido a uma ventilação espontânea deprimida ou a uma depressão da função neuromuscular induzida por medicamentos. A função cardiovascular pode estar comprometida.

Analgesia pré emptiva:

A analgesia preemptiva é um tratamento anti-nociceptivo que reduz a dor pós-operatória através da prevenção da alteração da entrada aferente, diminuindo o estabelecimento da sensibilização central (um mecanismo pelo qual os neurónios espinais aumentam a sua resposta ao impulso nociceptivo periférico). A analgesia pré emptiva também tem sido utilizada para melhorar a eficácia do BNAI em casos de pulpite irreversível sintomática. Os fármacos utilizados na analgesia pré emptiva são: AINEs e Corticosteróides.

PROFILAXIA ANTIBIÓTICA

Recomendação de profilaxia antibiótica de acordo com:

1. **AAE**
2. **Sociedade Europeia de Endodontia**
3. **AHA**

Orientações da AAE sobre profilaxia antibiótica para doentes com risco de doença sisté

A profilaxia contra a EI é razoável antes de procedimentos dentários que envolvam a manipulação do tecido gengival, a manipulação da região periapical dos dentes ou a perfuração da mucosa oral em doentes com as seguintes características

1. Próteses de válvulas cardíacas, incluindo próteses implantadas por cateter e homoenxertos.
2. Material protético utilizado na reparação de válvulas cardíacas, como anéis e cordas de anuloplastia.
3. EI anteriores.

4. Doença cardíaca congénita cianótica não reparada ou doença cardíaca congénita reparada, com shunts residuais ou regurgitação valvular no local ou adjacente ao local de um remendo protético ou dispositivo protético.
5. Transplante cardíaco com regurgitação valvular devida a uma válvula estruturalmente anómala

Declaração de posição da Sociedade Europeia de Endodontologia sobre a utilização de antibióticos em endodontia[16] (Segura-Egea *et al.* 2017):

1. Abcesso apical agudo em pacientes medicamente comprometidos;
2. Abcesso apical agudo com envolvimento sistémico (inchaços flutuantes localizados, temperatura corporal elevada >38°C, mal-estar, linfadenopatia, trismo
3. Infecções progressivas (início rápido de uma infeção grave em menos de 24 horas, celulite ou infeção disseminada, osteomielite) em que pode ser necessário o encaminhamento para cirurgiões orais
4. Reimplantação de dentes permanentes avulsionados (Hinckfuss & Messer 2009, Segura-Egea *et al.* 2017). Nestes casos, a administração tópica de antibióticos também pode ser indicada (Andersson *et al.* 2012).
5. Traumatismo dos tecidos moles que requer tratamento (por exemplo, suturas, desbridamento) (Diangelis *et al.* 2012).

A maioria das infecções endodônticas está confinada ao interior do dente e pode ser tratada com sucesso através de tratamento operatório local estabelecido (Sociedade Europeia de Endodontia 2006), drenagem ou extração do dente sem necessidade de antibióticos locais ou sistémicos. Assim, o tratamento antibiótico sistémico adjuvante durante a **terapia** endodôntica **não está indicado nos seguintes casos**

1.pulpite irreversível sintomática (dor, sem outros sintomas e sinais de infeção)

2.necrose pulpar

3.periodontite apical sintomática (dor, dor à percussão e à mordedura e alargamento do espaço do ligamento periodontal);

4.abcesso apical crónico (dentes com trato sinusal e radiolucência periapical);

5.abcesso apical agudo sem envolvimento sistémico (tumefacções flutuantes localizadas).

Outras condições em que a profilaxia antibiótica pode ser necessária[1] :

1. 1. função imunológica comprometida: (leucemia, VIH/SIDA, doença renal terminal, diálise, diabetes não controlada, quimioterapia, esteróides ou medicamentos imunossupressores pós-transplante ou defeitos genéticos hereditários) especialmente durante a cirurgia endodôntica, tendo em conta o estado e o controlo da doença
2. Doentes cujos ossos maxilares são expostos a irradiação de dose elevada

3. Doentes a receber tratamento com bifosfonatos intravenosos durante a cirurgia endodôntica

NECESSIDADE DE ANTIBIÓTICOS COM BASE NO ESTADO DO DOENTE

Patients condition	Status of drainage	Need of antibiotics
No systemic involvement	Sufficient drainage achieved	Not needed
No systemic involvement	Insufficient drainage	Clinical judgement
Systemic involvement	Sufficient drainage control	Clinical judgement
Systemic involvement	Insufficient drainage	Antibiotic needed

Antibiotic Prophylactic Regimens for Dental Procedures

Regimen - Single dose 30 to 60 minutes before procedure

Situation	Agent	Adults	Children
Oral	Amoxicillin	2 g	50 mg/kg
Unable to take oral medication	Ampicillin **OR**	2 g IM or IV	50 mg/kg IM or IV
	Cefazolin or ceftriaxone	1 g IM or IV	50 mg/kg IM or IV
Allergic to penicillins or ampicillin—oral regimen	Cephalexin*	2 g	50 mg/kg
	OR		
	Azithromycin or clarithromycin	500 mg	15 mg/kg
	OR		
	Doxycycline	100 mg	<45 kg, 2.2 mg/kg >45 kg, 100 mg
Allergic to penicillin or ampicillin and unable to take oral medication	Cefazolin or ceftriaxone†	1 g IM or IV	50 mg/kg IM or IV

Clindamycin is no longer recommended for antibiotic prophylaxis for a dental procedure.
IM indicates intramuscular; and IV, intravenous.
* Or other first- or second-generation oral cephalosporin in equivalent adult or pediatric dosing.
† Cephalosporins should not be used in an individual with a history of anaphylaxis, angioedema, or urticaria with penicillin or ampicillin.

GESTÃO DA DOR INTRA-OPERATÓRIA

- ANESTESIA LOCAL: Independentemente das competências do médico, tanto o tratamento como a gestão do doente são difíceis ou impossíveis de realizar sem um controlo eficaz da dor.
  A anestesia pulpar eficaz é um pré-requisito importante para o sucesso do tratamento endodôntico indolor.

A anestesia local foi definida como : Perda de sensibilidade numa área circunscrita do corpo causada por uma depressão da excitação nas terminações nervosas ou uma inibição do processo de condução nos nervos periféricos.[17]

- **Mecanismo de ação[17] :** A sequência seguinte é uma proposta de mecanismo de ação dos anestésicos locais: .
  1. Deslocamento de iões de cálcio do local recetor do canal de sódio, o que permite.

2. Bligação da molécula de anestésico local a este sítio recetor e bloqueio do canal de sódio
3. Diminuição da condutância do sódio e depressão da taxa de despolarização eléctrica, o que leva à incapacidade de atingir o nível do potencial limiar, juntamente com a falta de desenvolvimento de potenciais de ação propagados, o que se designa por ***bloqueio da condução***

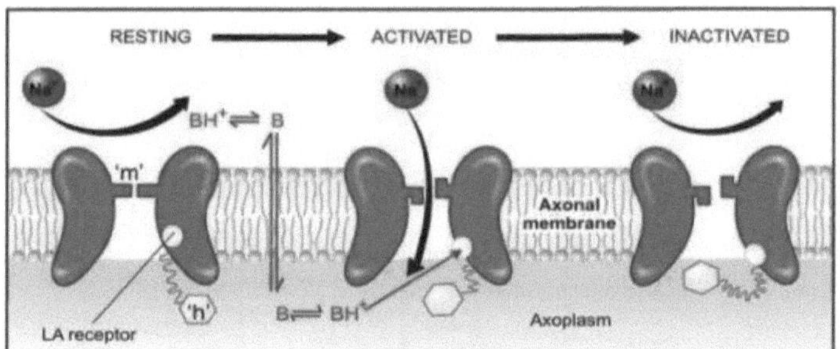

Fig. 26.2: A model of the axonal Na⁺channel depicting the site and mechanism of action of local anaesthetics

❖ Agentes anestésicos comuns utilizados em Endodontia[17] :

Cloridrato de lidocaína: Introduzido na década de 1950.

- Excelente eficácia e segurança.
- Menos de 20 relatos de reacções alérgicas nos últimos 50 anos.
- Formulado a 2% com epinefrina 1:100000 ou epinefrina 1:200000 ou também a 4%.
- Como é solúvel em água, tende a penetrar melhor nos tecidos do que a base de lidocaína.
- Ao mesmo tempo, devido à sua solubilidade em água, as probabilidades de toxicidade aumentam, pelo que deve ser utilizada a dose mais baixa que proporcione o máximo de anestesia.
- 2% viscoso é utilizado como enxaguamento oral para pacientes com mordaça durante procedimentos dentários, quando aplicado por meio de aplicadores ou pacotes de algodão
- Metabolizado no fígado
- Para aplicação tópica: 2% e 5% (spray aerossol, pomada)
- MRD: 7mg/kg ou 3,3mg/lb.

Cloridrato de articaína:

- 4% de articaína com epinefrina.
- Metabolizado no fígado e no sangue
- Contém um anel de tiopeno adicional e uma cadeia lateral de éster.
- Rapidamente inactivado por hidrólise da cadeia lateral do éster em ácido articaínico, pelo que a semi-vida plasmática é mais curta (27 minutos).
- Início 1,5 a 3 minutos.
- A duração da anestesia dos tecidos moles varia entre 2-3 horas para infiltrações maxilares e 3-4 horas para bloqueios mandibulares

Mepivacaína:

- 2% com vasoconstritor e 3% sem vasoconstritor.
- Início da ação 1,5-2 minutos
- Anestesia pulpar 20-40 minutos
- Anestesia dos tecidos moles 2-3 horas
- Dose máxima de 6,6mg/kg, não excedendo 400mg
- A mepivacaína tem apenas propriedades vasodilatadoras ligeiras e pode ser utilizada sem vasoconstritor.
- É adequado para doentes nos quais não está indicado um vasoconstritor.

Prilocaína:

- Amida
- 40% menos tóxico do que a lidocaína
- Pode causar metemoglobinemia
- Duas vezes mais potente que a lignocaína
- Disponível em 4%

Bupivacaína:

- Disponível em 0,25%, 0,5% inj.

- Agentes de início mais lento e de duração mais longa (8 horas)
- Elevada solubilidade lipídica, elevada distribuição nos tecidos e menor no sangue
- Mais tóxico para o cardio do que outros LA .

❖ Vasoconstritores utilizados em Endodontia:

Epinefrina: Ligam-se e estimulam diretamente os receptores adrenérgicos e libertam indiretamente catecolaminas.

- Disponível em: 1:50,000; 1:80,000; 1:00,000; 1:200,000

TABLE 3.5 **Recommended Maximum Doses of Epinephrine**

	Cartridges	
Epinephrine Concentration	Normal, Healthy Patient (ASA Class 1)[a]	Patient With Clinically Significant Cardiovascular Disease (ASA Class 3 or 4)[b]
1:50,000 (36 µg/cartridge)	5.5	1
1:100,000 (18 µg/cartridge)	11[c]	2
1:200,000 (9 µg/cartridge)	22[c]	4

[a]Maximum epinephrine dose of 0.2 mg or 200 µg per appointment.
[b]Maximum recommended dose of 0.04 or 40 µg per appointment.
[c]Actual maximum volume of administration is limited by the dose of the local anesthetic drug.
ASA, American Society of Anesthesiologists.

Levonordefrina: Pode ser obtida com mepivacaína (1;200.000)

- 15% tão eficaz como a epinefrina
- Dose máxima: Para todos os doentes, a dose máxima deve ser de 1 mg por consulta; 20 ml de uma diluição de 1:20.000 (11 cartuchos);
  Na concentração em que está disponível, a levonordefrina tem o mesmo efeito na atividade clínica dos anestésicos locais que a epinefrina na concentração de 1:50.000 ou 1:100.000.
- Menor grau de efeito CVS

Possible Drug Interactions with Vasoconstrictors

Drugs	Possible Adverse Effects	Recommendations
Tricyclic Antidepressants		
Amitriptyline, doxepin	Increased cardiovascular responses	Reduce or eliminate vasoconstrictors
Nonselective Beta-Blockers		
Nadolol, propranolol	Hypertension, bradycardia	Reduce or eliminate vasoconstrictors
Recreational Drugs		
Cocaine	Hypertension, myocardial infarction, dysrhythmias	Instruct patient to abstain from drug use for 48 hours before procedure; do not use vasoconstrictors
COMT Inhibitors		
Entacapone, tolcapone	Increased cardiovascular responses	Reduce or eliminate vasoconstrictors
Antiadrenergic Drugs		
Guanadrel, guanethidine	Increased cardiovascular responses	Reduce or eliminate vasoconstrictors
Nonselective Alpha-Adrenergic Blockers		
Chlorpromazine, clozapine, haloperidol	Increased cardiovascular responses	Reduce or eliminate vasoconstrictors
Digitalis		
Digoxin	Dysrhythmias (especially with large dosage of vasoconstrictor)	Reduce or eliminate vasoconstrictor
Hormone		
Levothyroxine	Dysrhythmias (especially with large dosage of vasoconstrictor)	*Euthyroid:* No precaution *Hyperthyroid:* Reduce or eliminate vasoconstrictors
Monoamine Oxidase Inhibitors		
Furazolidone, linezolid, selegiline, tranylcypromine	No interaction	None

Modified from Naftalin L, Yagiela JA: Vasoconstrictors: indications and precautions, *Dent Clin North Am* 46:733, 2002.
COMT, Catecholamine *O*-methyl transferase.

A dose máxima de epinefrina num doente com risco cardíaco (ASA 2,3) deve ser de 0,04 mg. Isto equivale aproximadamente ao seguinte:

- um cartucho de epinefrina 1:50.000 (não recomendado pela Malamedd para efeitos de controlo da dor)
- dois cartuchos de epinefrina 1:100.000
- quatro cartuchos de epinefrina 1:200.000

❖ <u>CONTRA-INDICAÇÕES PARA A UTILIZAÇÃO DE VASOPRESSORES EM DOENTES DENTÁRIOS[17]</u> :

O uso de anestésicos locais com vasopressores deve ser evitado ou reduzido ao mínimo absoluto (1:100.000 ,1:200.000) nos seguintes casos:

1. Doentes com tensão arterial superior a 200 mm Hg sistólica ou 115 mm Hg diastólica.
2. Doentes com hipertiroidismo não controlado.
3. Doentes com doença cardiovascular grave.
4. Menos de 6 meses após o enfarte do miocárdio

5. Menos de 6 meses após o acidente vascular cerebral
6. Episódios diários de angina de peito ou angina instável (pré-infarto),Disritmias cardíacas apesar da terapêutica adequada
7. Pós-cirurgia de bypass da artéria coronária, menos de 6 meses
8. Doentes submetidos a anestesia geral com agentes halogenados.
9. Doentes a receber β-bloqueadores não específicos, inibidores da monoamina oxidase ou antidepressivos tricíclicos

Métodos tradicionais de confirmação da anestesia[4] :

i. Questionar o paciente (dormência), testar os tecidos moles (por exemplo, falta de reação da mucosa a um explorador afiado), ou simplesmente iniciar o tratamento. No entanto, estas abordagens não são eficazes para determinar a anestesia pulpar
ii. Determinação da anestesia pulpar em dentes vitais assintomáticos :

    A anestesia em dentes vitais assintomáticos pode ser medida através da aplicação de um refrigerante frio ou utilizando um aparelho de teste elétrico da polpa (EPT)
iii. Anestesia em dentes vitais sintomáticos: O teste é feito com um refrigerante frio ou um aparelho de teste elétrico da polpa pode ser utilizado para avaliar a anestesia pulpar antes de um procedimento endodôntico. Se o paciente responder ao estímulo, a anestesia pulpar não foi obtida e deve ser administrado um anestésico suplementar. No entanto, em pacientes que se apresentam para uma consulta de emergência com um dente vital doloroso (por exemplo, pulpite sintomática irreversível), a falta de resposta ao teste pulpar pode não garantir a anestesia pulpar.

A falha anestésica pode ser definida como a percentagem de indivíduos que nunca atingiram duas leituras consecutivas de EPT não responsivas em qualquer altura durante um período de 60 minutos.

Local Anesthetics Available in the United States*

Anesthetic	Vasoconstrictor	Dental Cartridge Color Codes†	Maximum Allowable Dose	Typical Maximum Dose
2% Lidocaine	1:100,000 epinephrine	Red	13	8
2% Lidocaine	1:50,000 epinephrine	Green	13	8
2% Lidocaine	Plain (no vasoconstrictor)	Light blue	8	8
2% Mepivacaine	1:20,000 levonordefrin	Brown	11	8
3% Mepivacaine	Plain (no vasoconstrictor)	Tan	7	5½
4% Prilocaine	1:200,000 epinephrine	Yellow	5½	5½
4% Prilocaine	Plain (no vasoconstrictor)	Black	5½	5½
0.5% Bupivacaine	1:200,00 epinephrine	Blue	10	10
4% Articaine	1:100,000 epinephrine	Gold	7	7
4% Articaine	1:200,000 epinephrine	Silver	7	7

*This table provides the maximum dosage in two formats. The maximum allowable dose generally is approached only with complex oral and maxillofacial surgical procedures. The typical maximum dose is the usual outer envelope of drug dosage for most endodontic, surgical, and restorative dental procedures. Both columns show the number of cartridges that would be required for an adult weighing 67.5 kg (150 pounds).

†Uniform dental cartridge color codes were mandated by the American Dental Association in June, 2003.

❖ GESTÃO DA ANESTESIA EM CASOS DE ENDODONTIA[10] :

Tooth	Routine Anesthesia	Supplementary Anesthesia
Maxillary central and lateral incisors and cuspid	Labial infiltration	Palatal infiltration
Maxillary bicuspids and molars	Labial infiltration Palatal infiltration	Intrapulpal injection
Mandibular incisors	Labial infiltration	Infiltration slightly from mesial
Mandibular cuspid and first bicuspid	Mental block	Lingual infiltration
Mandibular second bicuspid	Mandibular block (first appt.)	Buccal infiltration Lingual infiltration
	Local infiltration (second appt.)	Mandibular block
Mandibular molars	Mandibular block Intraligamentary injections*	Intraseptal injection Intrapulpal injection

a) Anestesia de dentes com pulpite irreversível sintomática

i) Anestesia de dentes posteriores mandibulares

- Bloqueio IAN e injeção bucal longa[4] : A in é administrada para anestesiar dentes posteriores mandibulares com pulpite Irreversível Sintomática, mas muitas vezes a anestesia pulpar não é obtida em vez da anestesia dos tecidos moles. A inflamação da polpa diminui o sucesso da anestesia em oito vezes[18] . Durante a inflamação, mediadores inflamatórios específicos, como a bradicinina e a prostaglandina E2, actuam diretamente nos nervos, alterando assim a atividade funcional e reduzindo o limiar de disparo[17]. A literatura mostra que a taxa de insucesso da IANB se situa entre 19 e 56%[4] especialmente em doentes com pulpite irreversível sintomática. Foram propostas várias razões para a baixa taxa de sucesso do BNAI, incluindo o medo e a ansiedade do doente, a injeção imprecisa, a deflexão da agulha, o nervo alveolar inferior bífido e a inervação acessória dos nervos bucal longo, lingual, milo-hióideo ou cervical transverso[19]. No entanto, a razão exacta ainda não é clara.

Métodos utilizados para melhorar a eficácia anestésica do BNAI em dentes com pulpite irreversível sintomática[4] :

1. **Técnicas suplementares :**
   - *Infiltrações*: Infiltrações suplementares por via bucal, lingual ou bucal mais lingual. As taxas de sucesso nos estudos variaram entre 38% e 84%, com a maioria dos estudos a registar taxas de sucesso inferiores a 60%.[4]
   - *Anestesia intra-óssea*: Foram comunicadas taxas de sucesso elevadas (cerca de 90%) quando a injeção IO foi utilizada como uma injeção suplementar com SIP. O sistema Stabident IO (Fairfax Dental Inc., Miami, Florida) é composto por um perfurador de baixa velocidade acionado por uma peça de mão e um fio sólido de calibre 27 com uma extremidade biselada que faz um pequeno orifício através da placa cortical. A solução anestésica é administrada ao osso esponjoso através da agulha injectora ultra-curta de calibre 27 colocada no orifício feito pelo perfurador[4] .

- *Injeção intraligamentar*: 0,2 ml de solução são depositados em cada injeção mesial e distal. Início da anestesia - imediato; sem atraso. Duração da anestesia: 23 minutos (quando utilizada como técnica suplementar com IANB)[4]
- *Injeção intrapulpar:* Uma agulha curta de calibre 27 é inserida na câmara pulpar e encravada firmemente no canal radicular. É injetado um pequeno volume de 0,2 - 0,3 ml de anestésico local. É desconfortável para o paciente, mas eficaz no controlo da dor[4]

2. Injecções alternativas:

- *Gow-Gates* : Foi demonstrado que a técnica de Gow-Gates tem uma taxa de sucesso mais elevada do que o bloqueio IAN convencional, mas os estudos experimentais controlados não conseguiram demonstrar a superioridade da técnica de Gow-Gates[4] . Alveolar inferior, Mental, Incisivo, Lingual, Milohióide, Auriculotemporal, Bucal (75% dos pacientes)
- *A técnica de Vazirani-Akinosi*[4] : É uma técnica de boca fechada e é indicada para casos que envolvem uma abertura mandibular limitada (trismo). Os nervos anestesiados são os nervos alveolar inferior, mental e incisivo, o nervo lingual e o milohióideo.

3. Aumento do volume da anestesia: Alguns estudos demonstram que o aumento do volume da solução anestésica pode aumentar a taxa de sucesso da IANB[20] .
4. Diferentes soluções anestésicas: A articaína a 4% demonstrou um aumento da taxa de sucesso do BNAI em comparação com a lidocaína a 2%.[21]

5. Analgesia pré emptiva: A administração de AINEs 1 hora antes da administração do anestésico foi proposta para aumentar o sucesso do bloqueio do NIA em pacientes que apresentam pulpite irreversível. A lógica é que a prostaglandina induz a sensibilização dos nociceptores periféricos. Os AINEs reduzem a concentração global de prostaglandinas e levam a uma menor ativação destes receptores. Foi demonstrado que a prostaglandina E2 (PGE2) é reduzida nas polpas de pacientes que apresentam pulpite irreversível quando os AINEs foram tomados.[22]
6. A crioterapia sob a forma de sprays de frio seco, como Endofrost, Endo ice e bolsas de gelo intra-orais, demonstrou aumentar a taxa de IANB em alguns estudos.[23]

ii) <u>Anestesia de dentes anteriores mandibulares</u>

É administrada uma injeção alveolar inferior para anestesiar os dentes anteriores mandibulares; se falhar, é administrada uma injeção IO (a injeção IL não funciona bem nos dentes anteriores mandibulares). Se esta não for bem sucedida, é adicionada uma injeção IP[4] .

iii) <u>Anestesia de dentes posteriores maxilares</u>

As infiltrações bucais em pacientes que apresentam pulpite irreversível mostraram uma taxa de sucesso de 54% a 88%, com uma dose anestésica inicial de 3,6 ml de lidocaína a 2% com epinefrina 1: 100.000. Se o resultado for positivo, é administrada uma injeção IO ou IL antes do início do acesso. Se for sentida dor durante o acesso, a injeção IO ou IL é repetida. Em alguns casos, pode ser necessária uma injeção IP. Ocasionalmente, sente-se dor no canal palatino dos molares. A infiltração sobre o ápice palatino com 0,5 ml de solução anestésica melhora a anestesia pulpar[4] .

iv) Anestesia de dentes anteriores maxilares

O anestésico é administrado inicialmente como uma infiltração labial. Se não for eficaz, é administrada uma injeção IO. Raramente é necessária uma injeção IO. A duração da anestesia pode ser inferior a 1 hora. Pode ser necessária uma injeção de infiltração adicional se o doente sentir dor durante as fases posteriores da instrumentação ou da obturação[4] .

b) Anestesiar Dentes Sintomáticos com Necrose Pulpar Total e Abscesso Periapical:

Dentes sintomáticos com necrose pulpar total e radiolucências periapicais são um indicador de dor no tecido periapical. Para os dentes mandibulares, o bloqueio IAN (e injeção vestibular longa para os dentes molares) é administrado em todas as situações. Nos dentes maxilares sem tumefação, o anestésico é administrado por infiltração convencional. Se houver inchaço dos tecidos moles (ou seja, celulite ou abcesso), a infiltração deve ser efectuada em ambos os lados do inchaço, ou pode ser administrado um bloqueio (bloqueio do nervo da segunda divisão, bloqueio do nervo PSA ou bloqueio do nervo infra-orbital)[4] .

c) Anestesiar Dentes Assintomáticos com Necrose Pulpar Total e Radiolucências Periapicais:

Os dentes assintomáticos são os mais fáceis de anestesiar. São administradas as injecções convencionais: Bloqueio IAN e injeção vestibular longa (para molares), injecções de infiltração para dentes maxilares. Raramente, pode ser sentido algum desconforto durante a preparação do canal,

que requer uma injeção IO ou IL. Não deve ser administrada uma injeção IP, porque as bactérias e os detritos podem ser forçados a sair do canal para o tecido periapical. Poderá ser necessária uma infiltração adicional no maxilar se a anestesia começar a perder o efeito[4] .

❖ ANESTESIA PARA INTERVENÇÕES CIRÚRGICAS

➢ Incisão para drenagem

Na mandíbula, é administrada uma injeção IAN convencional e uma injeção vestibular longa. Na maxila, 1,8 ml de lidocaína a 2% com epinefrina 1 : 100.000 são infiltrados em ambos os lados do inchaço facial. Em alternativa, pode ser utilizado um bloqueio do nervo PSA ou da segunda divisão para os dentes pré-molares e molares e uma injeção infra-orbital para os dentes anteriores. No caso de edema palatino, infiltra-se 0,5 ml de lidocaína a 2% com epinefrina 1 : 100.000 no forame palatino maior (dentes molares e pré-molares) ou no forame nasopalatino (dentes anteriores). Estas injecções não devem ser administradas se houver inchaço sobre o forame; a infiltração deve ser feita de cada lado do inchaço. O inchaço não é injetado porque a injeção diretamente num inchaço é contra-indicada. A injeção direta numa tumefação é contra-indicada, pois pode propagar-se e a infeção é muito dolorosa. Uma área de celulite tem um suprimento sanguíneo aumentado e um anestésico injetado nesta área é largamente transportado para a circulação sistémica, o que diminui a eficácia local do anestésico. Além disso, o edema e a purulência podem diluir a solução.[4]

➢ Cirurgia periapical

Na mandíbula, as injecções alveolares inferiores e vestibulares longas são eficazes. Injecções adicionais de infiltração bucal no vestíbulo podem ser úteis para obter vasoconstrição, particularmente na região anterior da mandíbula. Na maxila, as injecções de infiltração são geralmente eficazes; normalmente, são necessários volumes maiores para proporcionar anestesia no campo cirúrgico. Se a área da operação estiver inflamada, a anestesia pode não ser totalmente bem sucedida. A eficácia da anestesia cirúrgica é reduzida para metade em comparação com a anestesia para procedimentos não cirúrgicos porque, quando o retalho é levantado, a solução anestésica é diluída pela hemorragia e removida por irrigação. Por conseguinte, tem sido defendida a utilização de um anestésico de ação prolongada para a cirurgia[4] .

- **Contra-indicações absolutas para a administração de anestesia local[17] :**
  - Enfarte do miocárdio no prazo de 6 meses.
  - Alergia a anestésicos locais
  - Alergia ao bissulfito
  - Hepatite A ou hepatite B recente,Icterícia

- **Contra-indicações relativas à administração de anestesia local[17]** :
  - Insuficiência renal crónica.
  - Hipertiroidismo.
  - Colinesterase plasmática atípica.
  - Gravidez durante o primeiro trimestre.
  - Hipertensão.
  - Hipertermia maligna.
  - Metamoglobinemia congénita

Inter appointment Flare ups:

A AAE define um surto como "uma exacerbação aguda da patose perirradicular após o início ou a continuação do tratamento do canal radicular".[24]

O surto entre consultas tem os seguintes critérios:

- Aumento significativo da dor ou do inchaço ou uma combinação dos dois. Dentro de algumas horas a alguns dias após um procedimento endodôntico que fará com que o paciente visite o dentista.
- Durante a consulta, é efectuado um tratamento ativo. Este pode incluir uma incisão para drenagem, desbridamento do canal, abertura do dente, prescrição de medicamentos adequados ou tudo o que for necessário para resolver o problema.[24]

Incidência: A incidência registada de crises entre consultas varia entre 1,4-19%[24] .

Os factores causais associados aos surtos entre consultas foram examinados em diferentes estudos. Estes são geralmente classificados como:

1. **Relacionadas com o doente (demográficas)**
   - Idade: Vários estudos prospectivos que avaliaram a incidência de crises em doentes endodônticos não encontraram qualquer correlação entre as crises e a idade do doente.
   - Género : Vários estudos[24] que avaliaram um grande número de doentes revelaram que os surtos são mais elevados no sexo feminino.
2. **Diagnóstico pulpar/periapical:** Os dentes com uma polpa vital têm relativamente poucos surtos. Em contraste, os dentes com necrose pulpar têm uma incidência muito maior de crises. O diagnóstico periapical de abcesso apical agudo e de periodontite apical aguda demonstrou resultar numa taxa de crises significativamente mais elevada.
3. **Apresentação de sinais e sintomas**: Um doente que tenha dor e inchaço pré-operatórios terá mais probabilidades de sofrer um surto entre consultas do que um doente sem dor e inchaço [24]

FACTORES ETIOLÓGICOS

1. _Alteração do síndroma de adaptação local_: Foi demonstrado (Selye) que existe uma adaptação local dos tecidos aos irritantes aplicados.

Normalmente, os tecidos conjuntivos ficam inflamados quando são expostos a um irritante. A inflamação crónica persiste se o irritante não for removido. No entanto, quando um novo irritante é introduzido no tecido inflamado, pode ocorrer uma reação violenta num doente com um dente com pulpite crónica ou periodontite periapical. A lesão inflamatória pode estar adaptada ao irritante e a inflamação crónica pode existir sem dor ou inchaço perceptíveis. No entanto, quando é efectuada a terapia endodôntica, podem ser introduzidos na lesão granulomatosa novos irritantes sob a forma de medicamentos, soluções irrigadoras ou proteínas tecidulares quimicamente alteradas. Pode seguir-se uma reação violenta, levando a uma crise[25]

2. *Alterações na pressão do tecido periapical*: Nos dentes com pressão periapical aumentada, o exsudado excessivo tenderia a criar dor por pressão nas terminações nervosas. Quando os canais radiculares de tais dentes são abertos, o fluido tende a ser forçado a sair.

3. *Factores microbianos*: Os anaeróbios nas infecções mistas dos canais radiculares podem ser responsáveis pela produção de enzimas e endotoxinas, pela inibição da quimiotaxia e da fagocitose e pela interferência na atividade dos antibióticos, resultando na persistência de lesões periapicais dolorosas.

4. *efeitos dos mediadores químicos:* Os mediadores celulares incluem a histamina, a serotonina (15-hidroxitriptamina (5-HT)), as prostaglandinas (PGs), o fator de ativação plaquetária (PAF), os leucotrienos (LTS), vários componentes lisossomais e alguns produtos linfocitários denominados linfocinas, todos eles capazes de provocar dor.

FACTORES CAUSAIS DOS SURTOS:

A dor interapontamentos é causada por lesões mecânicas/físicas, químicas e/ou microbianas na polpa ou nos tecidos periapicais causadas durante o tratamento.

- **Lesões físicas:** As exacerbações causadas por sobre-instrumentação iatrogénica são susceptíveis de se desenvolver em resultado de uma lesão mecânica dos tecidos perirradiculares, que está normalmente associada à extrusão apical de uma quantidade significativa de detritos contendo microrganismos. Nos casos de sobre-instrumentação, quanto maior for o instrumento, maiores serão os danos nos tecidos perirradiculares e, consequentemente, maior será a intensidade da reação inflamatória e o risco de desenvolvimento de dor pós-operatória.

Mecanismo

A sobre-instrumentação iatrogénica promove o alargamento do forame apical

Isto permite o influxo de exsudado e sangue para o canal radicular

Aumento do fornecimento de nutrientes às bactérias remanescentes no interior do canal radicular, que podem então proliferar

Provoca a exacerbação de uma lesão perirradicular crónica[24]

- **Lesão química**: Inclui a extrusão apical de irrigantes, medicações intracanais e cimentos endodônticos. Na maioria das vezes, esses materiais são citotóxicos para os tecidos do hospedeiro, e seu uso deve ser restrito ao canal radicular.
    - Extrusão apical do irrigante : Qualquer irrigante, independentemente da toxicidade, tem o potencial de causar problemas se for extrudido para os tecidos perirradiculares. O encravamento de uma agulha no canal (ou particularmente fora de uma perfuração) com expressão forçada de irrigante (geralmente hipoclorito de sódio) causa a penetração de irrigantes nos tecidos perirradiculares, causando danos aos vasos e tecidos. Por exemplo: O NaOCl provoca oxidação, hidrólise e retira osmoticamente os fluidos dos tecidos. Verifica-se um aumento da permeabilidade vascular nos vasos sanguíneos,

provavelmente como resultado de danos nos vasos, bem como a libertação de mediadores químicos, tais como a histamina, que provocam dor e inchaço[26] . Isto pode ser prevenido através de: Evitar a pressão excessiva durante a irrigação; a agulha de irrigação deve ser colocada 1 a 3 mm abaixo do comprimento de trabalho; a agulha deve ser colocada de forma passiva e não bloqueada no canal; o irrigante deve ser introduzido no canal radicular lentamente, com movimentos constantes de entrada e saída da agulha de irrigação no espaço do canal; deve observar-se o "refluxo" da solução à medida que é introduzida no canal; a utilização de agulhas com ventilação lateral para a irrigação do canal radicular

- **Causas microbianas: A** lesão microbiana causada por microrganismos e seus produtos que saem do sistema de canais radiculares para os tecidos perirradiculares é, provavelmente, a principal e mais comum causa de erupções entre consultas.[4]
  A frequência de crises foi relatada como sendo significativamente maior em casos de polpa necrótica do que em casos de polpa vital [24]

Algumas espécies bacterianas podem estar associadas a lesões perirradiculares sintomáticas, incluindo Porphyromonas endodontalis, Porphyromonas gingivalis, espécies de Prevotella, Treponema denticola, Tannerella forsythia (anteriormente Bacteroides forsythus), Filifactor alocis, Dialister pneumosintes, Eubacterium spp, Peptostreptococcus micros e Finegoldia (anteriormente Peptostreptococcus) magna[27] . Um estudo recente revelou que F. nucleatum, espécies de Prevotella e espécies de Porphyromonas foram frequentemente isoladas de casos de surtos.

- Situações clínicas que facilitam que os microrganismos causem crises entre consultas:

1. Extrusão apical de resíduos infectados
2. Preparação quimio-mecânica incompleta
3. Infecções intra-radiculares secundárias
4. Alteração do potencial de redução do oxigénio

Extrusão apical de resíduos infectados: A extrusão de detritos infectados para os tecidos perirradiculares, durante o preparo quimio-mecânico, é supostamente uma das principais causas de dor inter-agulhas. Nas lesões perirradiculares assintomáticas associadas a dentes infectados, existe um equilíbrio entre a agressão microbiana (da microbiota endodôntica infetante) e as defesas do hospedeiro nos tecidos perirradiculares. Se durante o preparo quimio-mecânico houver extrusão de microrganismos para os tecidos perirradiculares, haverá uma rutura transitória no equilíbrio entre agressão e defesa do hospedeiro, de tal forma que uma resposta inflamatória aguda é montada para restabelecer o equilíbrio[28]

Foi demonstrado que a incidência de dor intra-operatória em casos de re-tratamento com lesões perirradiculares é significativamente elevada porque, durante a remoção do material de obturação da raiz e instrumentação adicional, os restos de obturação e os detritos infectados tendem a ser empurrados para a frente das limas e a ser forçados para os tecidos perirradiculares.

Verificou-se que a técnica "Crown-down" geralmente extrude menos detritos e deve ser eleita para a instrumentação dos canais infectados. Ao alargar primeiro os dois terços coronais do canal, será proporcionado um escape coronal que reduzirá a extrusão de detritos do ápice. A irrigação abundante e frequente durante os procedimentos quimio-mecânicos também melhora significativamente a remoção da dentina excisada, das células microbianas e dos detritos[27] .

Preparação quimio-mecânica incompleta: Uma preparação quimio-mecânica incompleta pode perturbar o equilíbrio dentro da comunidade microbiana, eliminando algumas espécies inibidoras e deixando para trás outras espécies previamente inibidas, que podem então crescer em excesso. Se as estirpes que cresceram em excesso forem virulentas e/ou atingirem um número suficiente, os danos nos tecidos perirradiculares podem ser intensificados e resultar numa exacerbação da lesão.[27,28] Por conseguinte, a preparação quimio-mecânica deve ser concluída numa única visita.

Infecções intrarradiculares secundárias: São causadas por microrganismos que não estão presentes na infeção primária e que penetram no sistema de canais radiculares durante o tratamento, entre consultas ou após a conclusão do tratamento endodôntico. Se os microrganismos penetrantes conseguirem sobreviver e colonizar o sistema de canais radiculares, pode ocorrer uma infeção secundária e pode ser uma causa de exacerbação, desde que as espécies microbianas recém-estabelecidas sejam virulentas e atinjam um número suficiente para induzir inflamação aguda nos tecidos perirradiculares.[28]

As principais fontes de recontaminação incluem

- Restos de placa, cálculos
- Cáries na coroa do dente
- Fuga do dique de borracha
- Contaminação de instrumentos endodônticos
- Utilização de solução irrigante contaminada
- Deslocação da restauração provisória
- Fratura da estrutura dentária
- Dente deixado aberto para drenagem

Isto pode ser evitado:

- Remoção de todas as cáries na primeira consulta
- Isolamento adequado com dique de borracha
- Desinfeção e esterilização
- Penso temporário para uma selagem adequada
- Não deixar o dente aberto[4]

Tratamento e gestão:

1. **Redução oclusal:** O alívio oclusal antes da endodontia tem sido defendido por Cohen para a prevenção da dor endodôntica pós-operatória. Alguns endodontistas têm recomendado a redução oclusal antes da terapia endodôntica apenas em dentes com sintomas periapicais dolorosos. Muitos endodontistas reduzem a oclusão dos dentes submetidos à terapia endodôntica quando surgem sintomas dolorosos. [25]

   Parirokh M et al (2013)[29] avaliaram o efeito da redução oclusal na dor pós-operatória em dentes com pulpite irreversível e sensibilidade à percussão. Os autores concluíram que a redução da superfície oclusal não proporcionou qualquer redução adicional da dor pós-operatória em dentes com pulpite irreversível e sensibilidade ligeira à percussão, em comparação com a ausência de redução oclusal
2. **Medicamentos**
   - Antibióticos sistémicos: Não estão indicados na prevenção de crises em doentes saudáveis com infecções localizadas. Os antibióticos são recomendados apenas em casos de doentes clinicamente comprometidos em níveis de alto risco e em casos de infeção disseminada que indiquem falha das respostas locais do hospedeiro para controlar os irritantes bacterianos. Os antibióticos habitualmente prescritos são a penicilina, a eritromicina ou a cefalosporina. O metronidazol, o tinidazol, o ornidazol e a clindamicina também são utilizados devido à sua eficácia contra as bactérias anaeróbias
   - Analgésicos: Os anti-inflamatórios não esteróides (AINEs) e o acetaminofeno são os medicamentos mais utilizados para reduzir a dor. Os medicamentos mais utilizados incluem o ibuprofeno, o diclofenac sódico e o cetorolac
     a) Estabelecimento de uma drenagem: Na presença de supuração, a drenagem do

exsudado é o método mais eficaz para reduzir a dor e o inchaço.[30]

b) Re-instrumentação: O tratamento definitivo pode envolver a re-instrumentação do dente sintomático. A cavidade de acesso deve ser aberta. Os comprimentos de trabalho devem ser reconfirmados, a permeabilidade do forame apical deve ser obtida e deve ser efectuado um desbridamento completo com irrigação abundante. A drenagem permitirá que os componentes exsudativos sejam libertados dos tecidos perirradiculares, reduzindo assim a pressão tecidular localizada.

c) Trefinação cortical: A trefinação cortical é definida como a perfuração cirúrgica do osso alveolar numa tentativa de libertar exsudados de tecido perirradicular acumulados. Quando a trefinação cortical foi efectuada, foi relatado um alívio da dor em pacientes com dor perirradicular grave e recalcitrante[4]

d) Incisão e drenagem (I e D): A razão de ser de um procedimento de I e D é facilitar a evacuação de pus, microrganismos e produtos tóxicos dos tecidos perirradiculares. Permite a descompressão do aumento da pressão dos tecidos perirradiculares associada e proporciona um alívio significativo da dor[4] .

3. **Medicamentos intracanais**: Os medicamentos intracanais são mais frequentemente utilizados entre as consultas para eliminar a flora microbiana do canal. Estes medicamentos têm propriedades antibacterianas, sedativas e anti-inflamatórias. A medicação intracanal reduz rapidamente a dor pulpar entre as sessões de tratamento do canal radicular. Vários medicamentos intracanais incluem hidróxido de cálcio, pasta antibiótica tripla, pasta antibiótica dupla, pasta Ledermix, gel de clorexidina a 2% e composto corticosteroide-antibiótico.

- Ledermix: Para ultrapassar o problema do crescimento de bactérias, foi desenvolvida uma mistura de antibacteriano e corticosteroide denominada pasta Ledermix. Contém acetonido de triancinolona (1%), desmetilclortetraciclina cálcica (3%) num creme solúvel em água de triehanolamina, cloreto de cálcio, óxido de zinco, sulfato de sódio anidro e polietilenoglicol.[31]
- Combinação de Ledermix e hidróxido de cálcio: Uma mistura 50:50 de Ledermix em pasta e hidróxido de cálcio também tem sido defendida como um penso intracanal. A mistura resulta numa libertação e difusão mais lentas dos componentes activos da pasta Ledermix, o que faz com que o medicamento dure mais tempo no canal. Isto, por sua vez, ajuda a manter a esterilidade do canal durante mais tempo e também mantém uma concentração mais elevada de todos os componentes dentro do canal.[31]
- Pasta tripla de antibióticos: A mistura antibiótica composta por ciprofloxacina, metronidazol e minociclina (100 µg mL-1 de cada antibiótico, 300 µg mL-1 de mistura), conhecida como pasta antibiótica tripla (TAP) ou "3mix", tem sido utilizada como terapia intracanal para conseguir a desinfeção até uma concentração final de 1-5 mg/ml. mas tem sido associada à descoloração dos dentes devido à presença de minociclina. Por conseguinte, a pasta de antibiótico duplo sem pasta de minociclina ou a substituição da minociclina por outro antibiótico (por exemplo clindamicina; amoxicilina; cefaclor) é recomendada. [16]

GESTÃO DA DOR PÓS-OPERATÓRIA

O controlo da dor após o tratamento do canal radicular é uma questão muito importante na prática clínica. Os pacientes consideram a dor pós-operatória como uma referência em relação à qual as competências do médico são avaliadas. Por conseguinte, a gestão bem sucedida da dor pós-endodôntica é uma preocupação importante para um endodontista.

- **Incidência**: A dor endodôntica pós-tratamento foi registada em 25%-40% dos doentes endodônticos[32]

Factores que afectam a dor pós-operatória

a) Relacionado com o doente: Idade e género
Genética
Medicação pré-operatória
Dor pré-operatória

b) Relacionado com o dente: Tipo e localização
Estado da polpa
Extensão da radiolucência periapical

c) Relacionado com o procedimento de tratamento: Número de consultas para completar o RCT,
Acidentes endodônticos ou erros iatrogénicos
Técnica de instrumentação
Alargamento foraminal
Interferências oclusais na restauração pós-endodôntica

1. **Presença e duração da dor pré-operatória**: Foi demonstrado que os doentes com presença de dor no pré-operatório apresentavam mais dor no pós-operatório.33,34 Esta situação pode ser evitada através da administração de analgesia pré-emergente (já mencionada no capítulo anterior), uma vez que reduz a entrada periférica inicial das sensações de dor.

JM Genet et al[34] mostraram que a incidência de dor pós-operatória era de apenas 25% nos doentes sem dor pré-operatória, em comparação com a incidência de dor pós-operatória que era de 65% nos doentes com dor pré-operatória.

2. **extensão da radiolucência periapical**: Vários estudos demonstraram a correlação significativa entre a dor pós-endodôntica e a presença de radiolucências periapicais. Porém, existe uma controvérsia entre o tamanho da lesão periapical e a presença de dor pós-obturação. Uma lesão periapical de grandes dimensões pode atuar como um "amortecedor" contra a acumulação de pressão pelo exsudado durante a resposta inflamatória a lesões mecânicas ou químicas durante o tratamento do canal radicular e, por conseguinte, estar associada a uma menor prevalência de dor pós-obturação.[35]

Genet et al[36] analisaram a influência do tamanho das lesões periapicais e verificaram que uma lesão periapical superior a 5 mm estava associada a uma maior incidência de dor pós-operatória em comparação com lesões pequenas.

Ng et al[37] verificaram que os dentes com radiolucência periapical superior a 3 mm apresentavam significativamente menos dor pós-obturação do que os dentes com uma lesão mais pequena.

3. **Endodontia de visita única:** Existe uma controvérsia considerável sobre se é preferível completar a terapia endodôntica numa única consulta ou em várias consultas. A fuga da obturação coronal, a reinfeção por agentes patogénicos periapicais ou periodontais, a incapacidade de matar as bactérias intracanais ou intratubulares são algumas das vantagens das consultas múltiplas, enquanto a redução do potencial de microinfiltração e a comodidade para o doente e para o médico são vantagens do tratamento do canal radicular numa única consulta.

NG et al[37] encontraram uma prevalência significativamente maior de dor pós-obturação associada à terapia de canal radicular de visita única do que à de visita múltipla. Esta discrepância deveu-se à ausência de medicação para o canal radicular entre consultas na endodontia de visita única, o que poderia ajudar a reduzir a contagem de bactérias nos canais radiculares.

El-Mubarak et al.[38] avaliaram a dor pós-operatória após o tratamento do canal radicular num estudo e concluíram que a incidência geral de dor pós-operatória era de 9,0% após 12 horas e 24 horas. A dor pós-operatória desenvolveu-se em 15,9% dos pacientes com história de dor pré-operatória, enquanto 7,1% tiveram dor pós-operatória entre aqueles sem história de dor pré-operatória. Concluíram que houve uma baixa incidência de dor pós-operatória após o tratamento convencional do canal radicular.

Su et al.[39] compararam a taxa de cicatrização e a dor pós-obturação do tratamento de canal radicular de visita única e de visita múltipla em dentes com canais radiculares infectados. Verificou-se que a taxa de cicatrização do tratamento de canal de visita única e múltipla é semelhante para dentes infectados. Os pacientes experimentam uma menor frequência de dor pós-obturação a curto prazo após o tratamento de canal com uma única visita do que os que efectuam o tratamento de canal com múltiplas visitas.

4. **Acidentes endodônticos e erros iatrogénicos:**
    - Canais perdidos: Alguns canais radiculares não são facilmente acessíveis ou facilmente visíveis a partir da câmara. Os canais adicionais nas raízes mesiais dos molares superiores e nas raízes distais dos molares inferiores são bons exemplos de canais que muitas vezes não são tratados. Estes canais não tratados contêm tecido, bem como bactérias e outros irritantes que contribuem inevitavelmente para os sintomas clínicos. As radiografias de diferentes ângulos ou as imagens CBCT e a ampliação são benéficas para localizar os canais não tratados.
    - Perfuração, decapagem ou transporte: A perfuração é uma abertura artificial no dente ou na sua raiz, criada pelo clínico durante a entrada no sistema de canais radiculares ou por um evento biológico, como uma reabsorção patológica ou cárie, que resulta numa comunicação entre o canal radicular e os tecidos periodontais

- Transporte significa mover o terminal fisiológico do canal para uma nova localização iatrogénica na superfície externa da raiz.
- Perfuração de tira: É causada por uma técnica de limagem inadequada que produz um canal reto numa raiz curva. Estas comunicações indesejáveis entre o espaço pulpar e o espaço perirradicular ou a superfície externa livre do dente, em qualquer nível da câmara ou ao longo do comprimento livre do canal radicular, causam lesões no tecido perirradicular que levam a inflamação e dor.

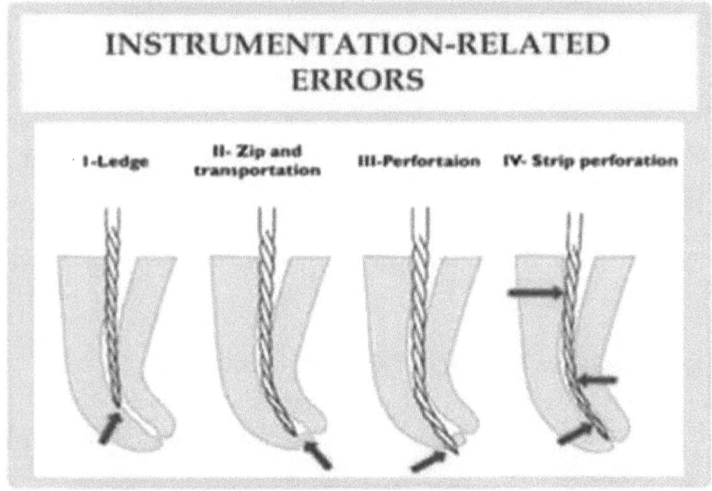

- Sobreextensão do material de obturação: A extrusão da obturação para além dos limites do canal. Numerosos estudos clínicos demonstraram que a sobreextensão tem um efeito negativo no prognóstico da terapia endodôntica. comprimir mecanicamente os tecidos perirradiculares e induzir dor Estes estudos indicam que os materiais de obturação podem atuar como um corpo estranho, causando irritação dos tecidos perirradiculares que conduz à dor pós-operatória. Prevenção: Manter cuidadosamente o comprimento de trabalho durante a preparação quimio-mecânica. A posição do cone mestre deve ser confirmada antes da obturação.

- Alargamento do forame apical: A instrumentação para além do forame apical é um dos factores causais iatrogénicos da dor pós-operatória endodôntica. Geralmente, considera-se aceitável uma distância de 0,5 a 2 mm entre o ápice radiográfico e o ponto final da instrumentação do canal radicular. A medição radiográfica do comprimento de trabalho deve ser combinada com uma determinação eletrónica do comprimento de trabalho.[40]

5. Técnica de instrumentação: Todas as técnicas de instrumentação causam a extrusão apical de detritos, mesmo quando a preparação é mantida a curta distância do forame apical.[1,4,10] As técnicas Crown-Down que utilizam instrumentos com algum tipo de ação rotativa combinada com irrigação abundante têm teoricamente o potencial de reduzir o risco de crises[1] . A preparação mecânica utilizando instrumentos rotativos parece gerar menos dor pós-operatória do que a instrumentação manual [40]

6. Condição da polpa e do periradicular: As polpas necróticas geralmente proporcionam uma condição ambiental propícia ao estabelecimento de várias espécies bacterianas orais diferentes, particularmente bactérias estritamente anaeróbicas[4] . Na maioria dos estudos, foi encontrada uma relação positiva entre dentes necróticos pulpares com patose apical dolorosa e taxa de exacerbação.

Gotler et al[41] : Maior incidência de dor pós-operatória em polpas vitais do que em casos de necrose e retratamento
Iqbal et al[42] : A presença de uma lesão periapical foi o fator de previsão mais importante das crises.
Bhagwat et al[43]: Os dentes não vitais com radiolucência periapical apresentaram menos dor em comparação com os dentes não vitais sem radiolucência periapical.
Alves Vde[44]: Correlação entre o índice de flare-up e a radiolucência periapical.
Henry M[45] : Mais dor pós-operatória em dentes necróticos sintomáticos.

7.) Interferências oclusais - Os pontos altos na restauração pós-endodôntica causam dor intensa, uma vez que induzem um traumatismo no tecido de suporte do dente, o que leva a inflamação e dor.

8). Género, idade, localização e tipo de dente: A influência da idade do doente, do género ou do grupo de dentes/arcos na ocorrência de crises não foi considerada significativa em muitos estudos[40]

Em contraste, um estudo retrospetivo conduzido por **Torabinejad et al**[46] . mostrou uma correlação positiva significativa de flare-ups com pacientes entre 40 e 59 anos, pacientes do sexo feminino e dentes mandibulares. Os dentes molares mandibulares parecem apresentar um maior risco associado à dor pós-operatória do que os maxilares, o que pode dever-se ao facto de a mandíbula ter uma placa cortical mais espessa do que o maxilar superior, o que pode provocar a acumulação de exsudados, causando mais pressão em comparação com a maxila.
Em muitos estudos, verificou-se que as mulheres têm um risco mais elevado de desenvolver dor pós-operatória, enquanto outros estudos não encontraram qualquer relação entre o género e a dor pós-operatória[40] .

GESTÃO DA DOR PÓS-OPERATÓRIA: Ao gerir a dor num doente individual, o clínico qualificado deve personalizar o plano de tratamento, equilibrando os princípios gerais da endodontia, os mecanismos de hiperalgesia e as estratégias de gestão da dor.

O tratamento eficaz da dor endodôntica começa com os "três Ds"[4]

DIAGNÓSTICO, TRATAMENTO DEFINITIVO, MEDICAMENTOS

1. **Diagnóstico -** Reavaliar o diagnóstico através de um exame clínico e radiográfico adequado e avaliar se a dor se deve ao dente tratado ou a qualquer outro dente.

2. Tratamento definitivo
a) Os canais perdidos no dente tratado com RCT devem ser verificados com IOPA'S angulados e CBCT.

b) Devem ser verificadas quaisquer interferências oclusais na restauração pós-endodôntica.

c) Se existir dor devido a uma obturação excessivamente alargada, é aconselhada a remoção do material obturador através de uma abordagem não cirúrgica ou cirúrgica.

3.Drogas:

a) ANALGÉSICOS:

O tratamento da dor endodôntica é multifatorial e visa reduzir os componentes periféricos e centrais da hiperalgesia através da combinação de procedimentos endodônticos e farmacoterapia[4] . Uma das principais classes de medicamentos para o tratamento da dor endodôntica é a dos analgésicos, que inclui narcóticos e não narcóticos (incluindo AINEs e acetaminofeno). Muitos analgésicos já foram discutidos nos capítulos anteriores.

b. ANTIBIÓTICOS:

Os antibióticos são amplamente utilizados para prevenir crises após o tratamento endodôntico de dentes não vitais. Tem-se pensado que a prescrição de um antibiótico profilaticamente poderia prevenir a ocorrência de dor pós-endodôntica. No entanto, a utilização de antibiótico profilático em doentes saudáveis para efeitos de prevenção de crises é uma questão controversa devido à prescrição excessiva de antibióticos. Nos capítulos anteriores já foram discutidos vários antibióticos.

C. CORTICOSTERÓIDES:

Os corticosteróides representam outra classe de medicamentos que ajudam no controlo da dor pós-endodôntica. Os corticosteróides incluem os glucocorticóides e os corticóides minerais. No tratamento da dor pós-endodôntica, os glucocorticóides são utilizados principalmente porque actuam em vários locais.

Krasner & Jackson[4] , num estudo duplamente cego, avaliaram o efeito da dexametasona oral na dor endodôntica pós-tratamento. Cinquenta pacientes que se apresentaram para tratamento endodôntico foram incluídos nesse estudo.

Os dentes foram instrumentados e obturados sem medicação intracanal. Os níveis de dor pré-tratamento e 8 e 24h após o tratamento foram registados numa escala de 0 a 100. Os doentes receberam aleatoriamente dexametasona (0,75 mg/comprimido) ou placebo, com instruções para tomar 3 comprimidos imediatamente e depois 1 comprimido de 3 em 3 horas até à hora de deitar, num total de 7 comprimidos. Os resultados mostraram que os doentes que receberam dexametasona oral tiveram significativamente menos dor às 8 e 24 horas quando comparados com os que receberam placebo.

Pochapski MT et al[47] avaliaram a utilização de uma dose única pré-operatória de dexametasona para a prevenção e controlo da dor pós-endodôntica. Quarenta e sete pacientes foram distribuídos aleatoriamente em 2 grupos: placebo e dexametasona (4mg). Os medicamentos foram administrados 1 hora antes do início do tratamento endodôntico. A dor pós-operatória foi avaliada após 4, 12, 24 e 48 horas. Os resultados mostraram que a dexametasona resultou numa redução significativa da dor pós-endodôntica às 4 e 12 horas, em comparação com o grupo placebo.

Jalalzadeh et al[48] realizaram um ensaio clínico duplamente cego, paralelo e aleatório para avaliar o efeito do pré-tratamento com Predinisolona na dor pós-endodôntica e mostraram que uma dose oral única pré-operatória de Predinisolona (30 min antes) reduziu substancialmente a dor pós-endodôntica até 75% às 6 horas, 80% às 12 horas e 85% às 24 horas, em comparação com o placebo, em que a dor é de 30% às 6 horas, 25% às 12 horas e 15% às 24 horas.

Shantiaee Y et al[49] avaliaram a eficácia da injeção de infiltração periapical de dexametasona e morfina na redução da dor endodôntica pós-operatória. Os pacientes foram instruídos a preencher uma tabela de avaliação da dor às 4, 8, 24 e 48 horas após a consulta. Os autores concluíram que a infiltração periapical de dexametasona e morfina levou a uma diminuição considerável da dor endodôntica pós-operatória durante as primeiras 24 horas após a operação. A dexametasona foi mais eficaz do que a morfina na redução da dor.

- **Medicamentos intracanais: Siquiera et al.**[28] afirmaram que os procedimentos intra-canais baseados na eliminação máxima do irritante, incluindo o penso intra-canal antimicrobiano, são uma ferramenta valiosa para controlar as infecções endodônticas e, teoricamente, evitar a dor pós-operatória.

  Verificou-se que **o Ca(OH)2** é rápida e altamente eficaz contra alguns microrganismos relacionados com sintomas clínicos graves[63]. Apesar da atividade antimicrobiana comprovada do Ca(OH)2, muitos estudos mostraram o seu efeito limitado na dor pós-tratamento após a preparação quimio-mecânica do canal radicular

- **Terapia laser de baixa intensidade (LLT) e crioterapia:** Os efeitos anti-inflamatórios e regenerativos da terapia laser de baixa intensidade (LLLT) foram bem estabelecidos na medicina dentária clínica e, devido aos efeitos secundários relativamente grandes dos AINEs e às limitações de utilização de alguns deles, foram consideradas modalidades de tratamento mais seguras, como a radiação laser de baixa intensidade.[50] O efeito redutor da dor da LLLT pode ser atribuído a uma redução dos processos inflamatórios, ao afinamento dos nociceptores, ao aumento da drenagem linfática e ao aumento da libertação de histamina. A LLLT, tanto no pré como no pós-operatório, demonstrou ser eficaz na redução da dor pós-endodôntica, variando de 1 dia a 4 dias após o tratamento[50] . Apenas um ensaio foi encontrado no O efeito de redução da dor da LLLT pode ser atribuído a uma redução dos processos inflamatórios, ao enfraquecimento dos nociceptores, ao aumento da drenagem linfática e ao aumento da libertação de histamina. A literatura tem demonstrado que a crioterapia (intracanal, extracanal e intra-oral) também tem sido eficaz na redução da dor endodôntica pós-operatória.

Prevenção

Procedimentos clínicos: Embora não exista nenhum procedimento clínico específico ou medicação que previna a dor pós-operatória endodôntica, algumas dicas clínicas devem ser seguidas num esforço para minimizar a sua ocorrência. Entre elas estão as seguintes:

- Manutenção da condição asséptica durante os procedimentos intracanais: A assepsia é fundamental na terapia endodôntica para evitar a infeção em casos vitais ou a introdução de novas espécies microbianas em casos de polpas necróticas infectadas. Assim, o tratamento endodôntico deve ser efectuado em condições estritamente assépticas com Rubber Dam, uma vez que alguns casos de infecções secundárias podem até ser mais difíceis de tratar do que as infecções primárias e podem causar crises, sintomas persistentes e/ou o fracasso do tratamento do canal radicular[1] .

- Seleção de técnicas de instrumentação que extrudam menores quantidades de detritos apicalmente.

- Conclusão do desbridamento biomecânico do espaço do canal radicular na primeira consulta: A remoção máxima de substâncias irritantes do sistema de canais radiculares pode reduzir os riscos de desconforto entre consultas causado pelos microrganismos virulentos remanescentes[28] .

- Utilização de um medicamento anti-inflamatório ou antimicrobiano intracanal entre consultas no tratamento de casos infectados[4,10]

- Instrumentação 1-2 mm mais curta do que o ápice radiográfico e confirmação do comprimento de trabalho através de localizadores electrónicos do ápice[4] . Nos casos de canais infectados que apresentem envolvimento periapical e sintomas pré-tratamento, em que a possibilidade de desenvolvimento de crises é elevada, o clínico deve ter o máximo cuidado para confinar a instrumentação abaixo do ápice radiográfico, evitando a extrusão de detritos do canal para os tecidos perirradiculares.

- Evitar deixar o canal radicular aberto para efeitos de drenagem. Deixar o dente aberto é a forma mais direta de permitir a reinfeção do sistema de canais radiculares, para além de ultrapassar quaisquer tentativas anteriores de erradicação de microrganismos no interior do sistema de canais radiculares[4] .

- Para minimizar os acidentes com NaOCl, a agulha de irrigação deve ser colocada a uma distância inferior ao comprimento de trabalho, encaixada com folga no canal e a solução deve ser injectada com um caudal suave. O movimento constante da agulha para cima e para baixo durante a irrigação evita o encravamento da agulha no canal e proporciona uma melhor irrigação. A utilização de pontas de irrigação com ventilação lateral reduz a possibilidade de forçar a solução nos tecidos periapicais[1,4,]

REFERÊNCIAS

1. Terminologia: Associação Internacional para o Estudo da Dor, IASP. https://www.iasp-pain.org/resources/terminology/
2. Rotstein Ilan e John Ide Ingle. Ingle's Endodontics 7. Edição do 50º aniversário. PMPH USA 2019.
3. Dou L, Vanschaayk MM, Zhang Y, Fu X, Ji P, Yang D. A prevalência de ansiedade dentária e a sua associação com a dor e outras variáveis em pacientes adultos com pulpite irreversível. BMC Oral Health. 2018;18(1):101
4. Hargreaves Kenneth M e Louis H Berman. Cohen's Pathways of the Pulp. Décima primeira ed. Elsevier 2016.
5. Pradeepkumar, Angambakkam Rajasekaran. "Gestão da dor em endodontia". Journal of Operative Dentistry & Endodontics 1.2 (2017): 76-81.
6. Appukuttan DP. Estratégias para gerir pacientes com ansiedade dentária e fobia dentária: revisão da literatura. Clin Cosmet Investig Dent. 2016;8:35-50
7. Tripathi, K. D. (2018). Fundamentos da farmacologia médica (8ª ed.). Jaypee Brothers Medical
8. Oral Analgesics for Acute Dental Pain (Analgésicos orais para a dor dentária aguda), ADA: https://www.ada.org/resources/research/science-and-research-institute/oral-health-topics/oral-analgesics-for-acute-dental-pain
9. ENDODONTIA,AAE:https://www.aae.org/specialty/wpcontent/uploads/sites/2/2017/07/ecfeacutedentalpain.pdf
10. Weine Franklin S. Endodontic Therapy. 5ª ed. Mosby 1996.
11. Bansal R, Jain A. Visão geral sobre os actuais agentes contendo antibióticos utilizados em endodontia. N Am J Med Sci. 2014;6(8):351-358
12. Cope AL, Francis N, Wood F, Chestnutt IG. Antibióticos sistémicos para periodontite apical sintomática e abcesso apical agudo em adultos. Cochrane Database Syst Rev. 2018;9(9).
13. Husack E, Ouanounou A. Pharmacological Management of the Dentally Anxious Patient (Gestão Farmacológica do Paciente com Ansiedade Dentária). Compend Contin Educ Dent. 2023 Mar;44(3):128-134; quiz 135.

14. Armfield, Jason M., e L. J. Heaton. "Gestão do medo e da ansiedade na clínica dentária: uma revisão". Australian dental journal 58.4 (2013): 390-407.
15. Directrizes da AAE para a profilaxia antibiótica (atualização de 2017).https://www.aae.org/specialty/wp-content/uploads/sites/2/2017/06/aae_antibiotic-prophylaxis.pdf
16. Directrizes para a profilaxia antibiótica Sociedade Europeia de Endodontia. https://www.ecdc.europa.eu/sites/default/files/media/en/publications/Publications/Perioperative%20antibiotic%20prophylaxis%20-%20June%202013.pdf
17. Malamed SF. Manual de Anestesia Local. 6ª edição. St Louis, MO: Elsevier Mosby; 2013.
18. Hargreaves KM. Factores neuroquímicos na lesão e inflamação dos tecidos orofaciais. Orofacial pain: basic sciences to clinical management. Chicago: Quintessence Publications; 2001
19. Khalil H. Uma revisão básica sobre as técnicas de Bloqueio do Nervo Alveolar Inferior. Aneeth Essays Res. 2014 Jan; 8(1):3-8
20. Aggarwal V, Singla M, Miglani S, Kohli S, Singh S. Avaliação comparativa de 1,8 ml e 3,6 ml de lidocaína a 2% com epinefrina 1:200.000 para bloqueio do nervo alveolar inferior em pacientes com pulpite irreversível: Um estudo prospetivo, randomizado e simples-cego. J Endod. 2012 Jun; 38(6):753-6.
21. Tortamano I, Siviero M, Costa C, Buscariolo I, Armonia P. Comparação da eficácia anestésica da articaína e da lidocaína em pacientes com pulpite irreversível. J Endod. 2009 Feb; 35(2):165-8.
22. Shantiaee Y, Javaheri S, Movahhedian A, Eslami S, Dianat O. Eficácia do ibuprofeno e meloxicam pré-operatórios na taxa de sucesso do bloqueio do nervo alveolar inferior para dentes com pulpite irreversível. Int Dent J. 2017 Apr; 67(2):85-90
23. Topçuoğlu HS, Arslan H, Topçuoğlu G, Demirbuga S. O efeito da aplicação de crioterapia na taxa de sucesso do bloqueio do nervo alveolar inferior em pacientes com pulpite irreversível sintomática. Jornal de Endodontia. 2019 Ago 1;45(8):965-9
24. Walton RE. Flare-ups após a consulta: incidência, factores relacionados, prevenção e tratamento. Endod Top 2002;3:67-76.

25. Kohli A. Livro-texto de Endodontia. Primeira edição. Elsevier : Elsevier India . 2009
26. Ilulsmann M, Hahn W. Complicações durante a irrigação do canal radicular - revisão da literatura e relatos de casos. Int Endod J 2000; 33: 186-93.
27. J. F. Siqueira Jr & F. Barnet1. Dor pós-aposentadoria: Mecanismos, diagnóstico e tratamento. Endod Topics 2004; 7:93-109.
28. F Siqueria et al Causas microbianas de crises endodnticas lnt Endod]2003;36:453-63.
29. ParirokJ1 M, Rekabi AR, Ashouri R, NakJrnee N, Abbott PY, Gorjestani H. Efeito da redução oclusal na dor pós-operatória em dentes com pulpite irreversível e leve sensibilidade à percussão. J Endod. 2013 Jan;39(I): 1-5.
30. Harikaran Jayakodi, Sivakumar Kailasam, Karthick Kumaravadivel, Boopathi Thangavelu e Sabeena Mathew. "Gestão clínica e farmacológica do surto endodôntico" Journal of Pharmacy and Bioallied Sciences, vol. 4, n.º 6, 2014. doi:10.4103/0975-7406.100277
31. Mohammadi, Zahed. "Aplicações sistémicas e locais de esteróides em endodontia: uma revisão actualizada." International dental journal 59.5 (2009): 297-304.
32. Pochapsk.i MT, Santos FA, de Andrade ED, Sydney GB. Efeito do pré-tratamento com dexametasona na dor pós-endodôntica. Oral Surg Oral Med Oral Pathol Oral Radio I Endod 2009; I 08:790-5.
33. Polycarpou N, Ng Y-L et al Prevalência de dor persistente após tratamento endodôntico e factores que afectam a sua ocorrência em casos com cicatrização radiográfica completa. Int Endod J 2005; 38: 169-78.
34. Genet JM et al. The incidence of preoperative and postoperative pain in endodontic therapy. lntl Endod J 1986; 19: 221-29.
35. lycarpou N, Ng Y-L et al Prevalência de dor persistente após tratamento endodôntico e factores que afectam a sua ocorrência em casos com cicatrização radiográfica completa. Int Endod J 2005; 38: 169-78.
36. Genet JM et al. Fator pré-operatório e operatório na primeira consulta de endodontia. Int Endod J 1987; 20:53-64.

37. Ng Y-L, Glennon JP et al. Prevalência e factores que afectam a dor pós-obturação em pacientes submetidos a tratamento de canal radicular.Int Endod J 2004; 37:381-91.
38. Mubarak AH, Abu-bakr NH, Ibrahim YE. Dor pós-operatória no tratamento de canais radiculares de visita múltipla e de visita única. J Endod. 2010 Jan;36(1):36-9
39. Su Y, Wang C, Ye L. Taxa de cicatrização e dor pós-obturação do tratamento endodôntico de visita única versus tratamento endodôntico de visita múltipla para canais radiculares infectados: uma revisão sistemática. J Endod. 2011 Feb;37(2): 125-32.
40. Alamassi, Basil Yousif. "Dor pós-operatória endodôntica: etiologia e factores relacionados - uma atualização". International Journal of Dental Sciences and Research 5.2 (2017): 13-21.
41. Gotler M., Bar-Gil B., e Ashkenazi M.. Dor pós-operatória após o tratamento do canal radicular: Um Estudo de Coorte Prospetivo. Revista Internacional de Odontologia, 2012.
42. Iqbal M, Kurtz E, Kohli M. Incidência e factores relacionados com os surtos num programa de pós-graduação em endodontia. Int Endod J. 2009; 42(2): 99-104.
43. Bhagwat S., Mehta D. Incidence of post-operative pain following single visit endodontics in vital and non-vital teeth: Um estudo in vivo Contemp Clin Dent. 2013 Jul-Set; 4(3): 295-302.
44. Alves Vde O. Surtos de endodontia: um estudo prospetivo. Oral Surg Oral Med Oral Pathol Oral Radiol Endod. 2010 (5): 68-72.
45. Henry M, Reader A, Beck M. Effect of penicillin on postoperative endodontic pain and swelling in symptomatic necrotic teeth. J Endod 2001; 27: 117-23.
46. Torabinejad M., Keltering JD, McGrav JC, Cummings RR, Dwyer TG, Tobias TS. Factores associados às emergências endodônticas interapontamentos de dentes com polpas necróticas. J Endod 1988; 14: 261-6.
47. Krasner P, Jackson E. Management of posttreatment endodontic pain with oral dexamethasone: a double-blind study. Oral Surg Oral Med Oral Pathol. 1986 Aug;62(2): 187-90
48. Jalalzadeh SM et al. Effect of Pretreatment Prednisolone on Postendodontic Pain: A DoubleÂblind Parallel-randomized Clinical Trial J Endod 2010;36:978-81.

49. Shantiaee Y, Mahjour F, Dianat 0. Efficacy comparison of periapical infiltration injection of dexamethasone, morphine and placebo for postperative endodontic pain. lnt Dent J. 2012 Apr;62(2):74-8.
50. Doganay Yildiz E e Arslan H. "Effect of Low-level Laser Therapy on Postoperative Pain in Molars with Symptomatic Apical Periodontitis: Um ensaio clínico randomizado controlado por placebo". Journal of Endodontics 44.11 (2018): 1610-1615
51. Prasanna, N., C. V. Subbarao, e J. L. Gutmann. "A eficácia da medicação oral pré-operatória de lornoxicam e diclofenaco de potássio no sucesso do bloqueio do nervo alveolar inferior em pacientes com pulpite irreversível: um ensaio clínico controlado, randomizado e duplo-cego." International endodontic journal 44.4 (2011): 330-336.
52. Paul, Joseph, Anna Ittyerah, e Sateesh Kumar. "Efeito do aceclofenaco pré-operatório no sucesso do bloqueio do nervo alveolar inferior em pacientes com pulpite irreversível". Indian Journal of Dental Sciences 3.5 (2011).
53. Mellor AC, Dorman ML, Girdler NM. A utilização de uma injeção intra-oral de cetorolac no tratamento da pulpite irreversível. Int Endod J 2005;38:789-94.
54. Oleson M, Drum M, Reader A, Nusstein J, Beck M. Effect of preoperative ibuprofen on the success of the inferior alveolar nerve block in patients with irreversible pulptits. J Endod 20 I 0;36(3):379-82.
55. Noguera-Gonzalez, Danny, et al. "Eficácia do ibuprofeno pré-operatório no sucesso do bloqueio do nervo alveolar inferior em pacientes com pulpite irreversível sintomática: um ensaio clínico randomizado." International endodontic journal 46.11 (2013): 1056-1062.
56. Arslan, Hakan, Huseyin S. Topcuoglu, e Halit Aladag. "Eficácia do tenoxicam e do ibuprofeno na prevenção da dor após a terapia endodôntica em comparação com o placebo: um ensaio clínico aleatório em dupla ocultação." Journal of oral science 53.2 (2011): 157-161.
57. Hegde, Vivek, et al. "Efeito dos esteróides orais pré-operatórios em comparação com o anti-inflamatório no sucesso anestésico do bloqueio do nervo alveolar inferior em molares mandibulares com

pulpite irreversível sintomática - um ensaio clínico aleatório duplamente cego." Journal of Endodontics 49.4 (2023): 354-361.

58. Milani, Amin Salem, et al. "O efeito do uso de antibióticos na dor pós-operatória endodôntica e na taxa de exacerbação: uma revisão sistemática com meta-análise." Odontologia Baseada em Evidências (2022): 1-9.
59. Garlapati R, Venigalla BS, Surakanti JR, Thumu J, Chennamaneni KC, Kalluru RS. Comparação da eficácia antimicrobiana de dois antibióticos Sparfloxacin e Augmentin como soluções experimentais de irrigação de canais radiculares contra Enterococcus faecalis - um estudo Invitro. J Clin Diagn Res. 2016 Mar;10(3):ZC57-60.
60. Shah, Syed Imran, et al. "UTILIZAÇÃO PROFILÁCTICA DE ANTIBIÓTICOS PARA PREVENIR O FLARE-UP NO TRATAMENTO ENDODONTICO." Pakistan Oral & Dental Journal 31.2 (2011).
61. Lindeboom JA, Frenken JW, Valkenburg P, van den Akker HP. O papel da administração de antibióticos profilácticos pré-operatórios na cirurgia endodôntica periapical: um estudo aleatório, prospetivo, duplamente cego e controlado por placebo. Int Endod J. 2005 Dec;38(12):877-81
62. Gupta PD, Mahajan P, Monga P, Thaman D, Khinda VIS, Gupta A. Avaliação da eficácia da sedação por inalação de óxido nitroso nos níveis de ansiedade e dor de pacientes submetidos a tratamento endodôntico num dente vital: A prospective randomized controlled trial. J Conserv Dent. 2019 Jul-Ago;22(4):356
63. van Wijk AJ, Hoogstraten J. Reduzir o medo da dor associado à terapia endodôntica. Int Endod J. 2006 May;39(5):384-8.
64. Visconti RP, Tortamano IP, Buscariolo IA. Comparação da eficácia anestésica da mepivacaína e da lidocaína em pacientes com pulpite irreversível: um ensaio clínico randomizado duplo-cego. Journal of endodontics. 2016 Sep 1;42(9):1314-9.
65. Milani AS, Froughreyhani M, Rahimi S, Zand V, Jafarabadi MA. Volume de agentes anestésicos e sucesso da IANB: Uma revisão sistemática. Anesthesia Progress. 2018;65(1):16-23.
66. Zain M, Khattak SU, Sikandar H, Shah SA. Comparação da eficácia anestésica da infiltração bucal primária com articaína a 4% versus bloqueio do nervo alveolar inferior com lidocaína a 2% em dentes

primeiros molares inferiores sintomáticos. Jornal do Colégio de Médicos e Cirurgiões do Paquistão. 2016 Jan 1;26(1):4-9.

67. Sinhal, Tapati Manohar, et al. "Avaliação comparativa do gel de clorexidina a 2% e da pasta de antibiótico triplo com pasta de hidróxido de cálcio sobre a incidência de crises entre consultas em doentes diabéticos: A randomized double-blinded clinical study". Endodontologia 29.2 (2017): 136-141.

68. Ghanbarzadegan, Arash, Majid Ajami, e Mohsen Aminsobhani. "O efeito de diferentes combinações de hidróxido de cálcio como medicamento intra-canal na dor endodôntica: um estudo de ensaio clínico randomizado". Iranian Endodontic Journal 14.1 (2019): 1.

69. Memon, Naveed Ahmed, Muhammad Rizwan Memon, e Ali Feroz. "Avaliação da dor interapontamentos utilizando dois medicamentos intracanais diferentes". Pakistan Oral & Dental Journal 33.1 (2013).

70. Menakaya IN, Oderinu OH, Adegbulugbe IC, Shaba OP. Incidência de dor pós-operatória após a utilização de hidróxido de cálcio misturado com solução salina normal ou digluconato de clorexidina a 0,2% como medicamento intracanal no tratamento da periodontite apical. Saudi Dent J. 2015 Oct;27(4):187-93.

71. Walton RE, Holton IF Jr, Michelich R. Hidróxido de cálcio como medicação intracanal: efeito na dor pós-tratamento. J Endod. 2003 Oct;29(10):627-9.

72. Anjaneyulu K, Nivedhitha MS. Influência do hidróxido de cálcio na dor pós-tratamento em Endodontia: Uma revisão sistemática. J Conserv Dent. 2014 May;17(3):200-7

73. Singh RD, Khatter R, Bal RK, Bal CS. Medicamentos intracanais versus placebo na redução da dor endodôntica pós-operatória - um ensaio clínico randomizado duplo-cego. Braz Dent J. 2013; 24(1): 25-9.

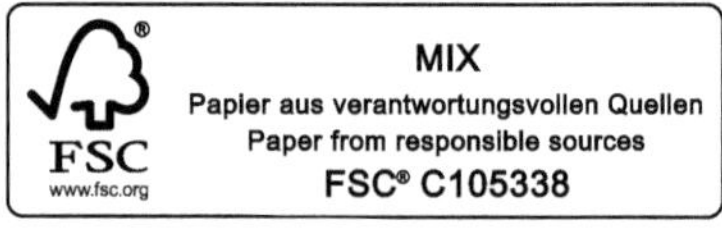

Printed by Books on Demand GmbH, Norderstedt / Germany